U0333741

中国医学装备协会采购分会系列丛书

医院采购
合规管理体系
建设

CONSTRUCTION OF HOSPITAL PROCUREMENT
COMPLIANCE MANAGEMENT SYSTEM

李雪芳　谭德国　吴迪　向飞／主编

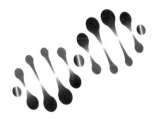

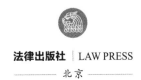

法律出版社 | LAW PRESS

———— 北京 ————

图书在版编目(CIP)数据

医院采购合规管理体系建设／李雪芳等主编. -- 北
京：法律出版社，2023
ISBN 978 - 7 - 5197 - 8118 - 7

Ⅰ. ①医… Ⅱ. ①李… Ⅲ. ①医院－采购管理－研究
－中国 Ⅳ. ①R197.322

中国国家版本馆 CIP 数据核字（2023）第 139012 号

医院采购合规管理体系建设　　　　　　　李雪芳　谭德国　　　　　策划编辑 邢艳萍
YIYUAN CAIGOU HEGUI GUANLI TIXI JIANSHE　吴　迪　向　飞　主编　责任编辑 邢艳萍
　　　　　　　　　　　　　　　　　　　　　　　　　　　　　　　装帧设计 鲍龙卉

出版发行 法律出版社　　　　　　　　　　开本 710 毫米×1000 毫米　1/16
编辑统筹 法律应用出版分社　　　　　　　印张 17.75　　　字数 320 千
责任校对 李沂蔚　　　　　　　　　　　　版本 2023 年 8 月第 1 版
责任印制 刘晓伟　　　　　　　　　　　　印次 2023 年 8 月第 1 次印刷
经　销 新华书店　　　　　　　　　　　印刷 北京盛通印刷股份有限公司

地址：北京市丰台区莲花池西里 7 号（100073）
网址：www.lawpress.com.cn　　　　　　　　　　销售电话:010 - 83938349
投稿邮箱:info@ lawpress.com.cn　　　　　　　　客服电话:010 - 83938350
举报盗版邮箱:jbwq@ lawpress.com.cn　　　　　　咨询电话:010 - 63939796
版权所有·侵权必究

书号:ISBN 978 - 7 - 5197 - 8118 - 7　　　　　　　　　定价:69.00 元
凡购买本社图书,如有印装错误,我社负责退换。电话:010 - 83938349

编辑委员会

序 一

党的十八大以来,健康中国战略全面推进,居民健康需求持续升级,要求医疗服务加快推进供给侧结构性改革。当前医疗卫生内外部环境正在发生复杂而深刻的变化,医保支付方式改革将医院推进生产紧约束的通道之中,群众健康需求升级需要医院持续引进更好的资源。在这样的变革趋势中,各大医院都迫切需要重构供应链体系,实现降本、增效、提质。

在现代医院治理体系中,采购服务既是医院运营的基础性保障,又是推进医院业财融合的前瞻性举措。医院采购一头连着临床服务,一头连着市场供给,是医院供应链体系的关键环节。采购服务如何响应临床需求,如何引导学科发展,如何应对市场变化,如何降低交易成本,如何远离腐败侵蚀,这些都是医院采购需要面对的问题,也是必须回答的命题。

近年来,四川省人民医院(以下简称医院)从构建稳健、高效的战略供应链体系出发,组建医院招标采购中心,深耕数字化采购和合规化建设,走出了一条以廉洁采购与效率采购为底座、专业采购与价值采购为目标的持续升级之路,新型采购文化、精准需求论证和高效供应链体系助力医院在高质量发展的道路上不断攀登。

医院将采购作为对接现代医药工业产品及与新一代信息技术深度融合的重要窗口,倾力打造数字化采购平台,建设市场调研与分析数据库,构建供应商在线交流通道,推动采购资源不断突破空间和时间限制。同时,基于对科室病种成本优化的考量和对供应商服务的定期评价,医院不断动态优化采购品规和战略供应商,实现不断提高采购资源品质的同时,大大降低了交易成本。

医院构建全品类、全流程的合规采购管理制度和服务流程,倡导全过程的民主,建立采购专家委员会、职工监督员制度以及采购结果公开制度,建立参数论证、采购执行、履约验收分离等多段式制衡机制,有效提升采购的精准性、效率性,切实降低采购中的廉洁风险。在合规性建设的推动下,医院采购生态发生巨大变化,评价采购效能的标准不是价格越低越好,与供应商之间不是零和游戏,而是以人民健康为中心价值目标下的共赢与共生。

很高兴医院招标采购中心将采购业务当作新型学科建设来培育,在多年探索与实践的基础上,深入思考,总结经验,并整理出版《医院采购合规管理体系建设》一书。本书付梓之际,一则表示祝贺,二则寄予厚望。"行稳致远,合规先行",本书是医院采购合规管理的总结,也是新的起点,书中动态改善之法实为常法。

寥寥数言,是以为序。

中国科学院院士

四川省医学科学院·四川省人民医院院长

序　二

——风好正是扬帆时

泰和泰律师事务所与四川省人民医院合作推出的新作《医院采购合规管理体系建设》即将付梓,嘱我作序,深感荣幸,本担心才疏学浅,不能胜任。但又想,可借机提前学习,只能欣然从命。

新一届全国律师协会增设医药卫生法律专业委员会(以下简称医药委),医药委成立后高度重视医药行业的合规建设,在医事法专业组中专设医疗行业合规专业方向。泰和泰律师事务所服务团队与四川省人民医院经过一年多的采购合规管理体系专项建设,形成了这一本凝聚卫生系统管理创新的著作,这与我们医药委的工作布局不谋而合。

党的二十大报告明确提出推进健康中国建设,把保障人民健康放在优先发展的战略位置,并且要深化医药卫生体制改革,促进医保、医疗、医药协同发展和治理,深化以公益性为导向的公立医院改革,这些都为我国医疗卫生行业下一步的发展指引了方向、确定了航程、明确了任务。党的二十大报告还强调,我们要坚持走中国特色社会主义法治道路,建设中国特色社会主义法治体系、建设社会主义法治国家,医疗卫生行业法治化建设正是答时代建设之问,应时代发展之需。

医疗行业合规建设是健康中国建设、法治国家建设的重要一环。2014 年,国际标准化组织(ISO)在澳大利亚合规标准体系的基础上,引入了国际标准 ISO 19600《合规管理体系——指南》。合规管理已成为全球企业的热门话题。近年来,我们从中央到地方的各类政策文件中感受到,合规正在成为监管层对企业、机关、事业单位等各类机构的新要求,中国进入合规管理时代是必然趋势。

医疗服务过程中,药品、医疗设备和器械、卫生材料、消毒产品,乃至建筑物、工作平台等,无一不对医疗服务的结果发挥着重要作用。可以说,在现代医学体系中,脱离社会资源支持的医疗服务是不存在的。由此可见,采购工作在医疗卫生机构全流程合规管理中处于源头地位,是合规管理的重要一环,牵一发而动全身。国家卫健委2020年开始在医疗卫生系统开展"全面落实规范和加强政府采购管理三年专项行动",其重要性可见一斑。

医院采购,特别是非营利性的公立医疗机构,最基本和最重要的目的,是根据医院业务发展运营的需要,通过公平、公正、公开的方式,购买到最为适宜的、性价比高的社会资源。医院采购具有采购渠道方式多样性、采购物品品种多样性、在管理中的协调难度较大以及采购方式的分散性等特点。随着新医改的进一步深化,根据医保、医疗、医药协同发展和治理的要求,对医院采购如何进行科学的管理与控制是现阶段医院采购管理亟须解决的难题。合规管理成为医院采购管理不可或缺的基础,科学和体系化的合规管理,成为医院采购管理的必然要求。

"稳健经营,合规先行;强化合规意识、严守合规底线。"《医院采购合规管理体系建设》一书内容丰富,全面覆盖了医院采购合规管理的全流程,极具实用性、科学性与前瞻性,实为广大医疗卫生行业采购合规管理体系建设之必备用书。医院采购管理作为整个医疗管理体系的先头部队,采购合规管理建设也能够为全领域、全流程的合规建设奠定坚实的基础。

新时代呼唤新作为,新征程催生新作为。躬逢盛世,万里路遥,广大医药法律工作者要积极参与推进健康中国战略的实施,为健康中国建设、为法治中国建设作出应有贡献!

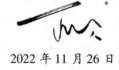*

2022 年 11 月 26 日

---

* 万欣,北京天霜律师事务所主任,中华全国律师协会理事、医药委主任,中国卫生法学会常务理事,北京市人大代表,北京市委法律专家库成员,荣获全国律师行业优秀共产党员、全国司法行政系统劳动模范、全国优秀律师等荣誉称号。

目 录 / Contents

第 一 章

医院采购管理

过去，采购的核心功能是保障采购主体的物质供应，以订单处理为主，以成本控制为追求目标。随着现代采购的发展，采购从最初的确保物质供应已经演变为供应商资源管理、需求管理和全面增值管理。社会资源由组织内部控制转变为通过外部市场获取为主时，将导致外包服务、协同合作广泛存在，采购主体与供应商之间的协同与效率演变为采购业务的核心竞争力之一。如何有效地通过采购管理实现供应链体系的安全、高效且具有竞争优势，就成为采购管理的新问题。这也促使采购管理向更高的管理目标发展。医院采购管理一直以来都是备受关注的工作内容，提升采购管理对于现代医院的发展至关重要。

第一节　医院采购管理

医院的运营需要消耗一定的物质资源,为获取经营所需资源,就要进行采购,医院的采购质量关系到医院的医疗水平。医院采购具有相当的复杂性,采购品类主要包括药品、卫生耗材、服务、固定资产、无形资产等。为满足日常需要,医院采购的药品、药剂多达万余种,占医院采购支出的50%以上,且药品、耗材采购对品类、质量、数量都有较高要求。除要进行药品、耗材采购外,还需要耗巨资进行固定资产采购,引进先进的医疗器械、仪器。医疗器械的精密程度直接影响医院的医疗水平,影响医院的竞争力。如何更好地规范医院的采购行为,保证采购在医院运行中的支撑作用,并通过采购链接内外资源促进医院发展,是每个医院应当思考的问题。

一、医院采购管理的重要性

(一)确保医疗服务质量

医院采购的物资主要应用于医疗服务,事关患者的生命安全。因此,从某种意义上来讲,医院采购管理与医疗服务质量密切相关。若采购的药品、耗材不符合质量要求,疗效不理想,就会严重影响医院的声誉,甚至会对患者的身体健康构成威胁。加强采购内控,做好采购验收,严把采购质量,杜绝不合格药品、卫生耗材的流入,保障物资采购的质量,便可提高医疗服务的质量。

(二)防范采购风险

采购过程中伴随着诸多风险,如高价采购风险、采购失败风险、合同风险、违约风险、买标风险等。另外,招标人与其他投标人串通或代理招标方与其他招标人串通,发生欺诈或恶意压价情况,也会带来非公平竞争风险。此外,中标企业不具备合同履行能力,则会诱发纠纷,给医院的运转带来不确定性。例如,采购的药品无法按时交货,就会给医院经营造成负面影响。做好采购环节的内控工作,严格审查供应商资质,预判风险重点要素,便可防范风险。

(三)节约医疗成本

采购成本在医院总成本中占有很大的比例,采购价格对患者的医疗成本占比也很大。采取控制措施,约束采购行为,监督采购全过程,确保招投标的客观性、公正性,构建良性竞争机制,选择性价比最高的供应商,合理降低采购成本,确保采购的经济性,可以进一步保障"降本增效、惠及患者"要求的落实。

(四)保证阳光运转

公立医院在进行政府采购时,通过采购管理可以使权力处于监督、约束之中,可有效消除利益输送,预防腐败问题。同时,能够使得公立医院的相关业务活动有序展开,效率大幅提高,使医院的经济活动保持稳定的运转状态。

二、医院采购现状

(一)普遍缺乏现代采购管理理念

许多医院在采购问题上,仍停留在初级的采购层次上,把关注的焦点都放在降低成本上。根据德勤咨询2018年全球CPO调研报告,位居采购战略前三位的分别是成本节约、新产品/市场开发和风险管理。即便从成本节约角度,许多医院对成本控制也存在一些错误认知。有些采购的显性成本可以分析,有些隐性成本,如机会成本、辅材及维护成本等,不能准确计算,不能被完全理解。

一些医院的内部招标采购流于形式,重过程,轻结果。目前大多数医院招标采购业务的着力点集中在招标前期准备和实施过程,主要为规范请购、论证、审批等流程,重点做好考察调研、技术参数论证以及进口产品报批等工作;但是前端采购需求、中端采购交易控制、末端采购合同及履约验收等方面的管理相对粗放、薄弱,供应商考核评价多有缺失或流于形式。大多数医院并没有针对招标采购的结果进行系统、科学、合理的评价,少数医院使用节省金额或节省率对招标采购的结果进行评价,而忽视了使用满意度、使用寿命、维修率、维修金额等后期评价指标。

虽然供应链管理是现代采购管理的重要内容,但是医院在采购管理上对于供应链安全的关注仍非常欠缺。精细化管理仍然是很多医院追求的目标,当采购、生产、运输等某个环节过于精益时,供应链的脆弱就暴露出来。如全球疫情暴发之初,国际上多家医院出现了医疗物资供应中断,就是因为仅关注了采购实施,而忽略了生产源、运输管理等,供应链管理比较脆弱。

（二）采购管理制度及运行机制不健全

我国颁布实施的《政府采购法》、《招标投标法》及相关法律法规为国民经济发展奠定了坚实的基础,政府采购的方向也得到明确,更为重要的是,采购市场更加规范。然而以上法律虽然能够对政府采购起到指导作用,但是只体现在宏观层面上,这就要求公立医院从国内现行法律法规出发,依据自身的实际情况制定采购管理制度。《行政事业单位内部控制规范(试行)》明确规定,政府采购预算、计划管理、活动管理、验收管理等均是不可忽视的,相关的内部管理制度必须要构建起来。从公立医院的现状看,大部分医院在编制采购制度时出现了不少问题,具体来说,一是制度不够严谨,而且系统性明显不足;二是制度较为粗放,说明较为简单;三是采购说明不细致,责任人员的责任没有确定;四是有些制度已经过时,无法满足现行工作的实际需要;五是风险控制体系不够健全,节点目标未能落实到位。

大部分公立医院还存在采购运行机制不够健全的问题。对于国内公立医院来说,必须要将采购管理部门的作用充分发挥出来,从部门设置的角度来说,一是可以设置专职从事采购工作的部门;二是没有独立部门的,各个科室要根据需要提出申请,经过审批之后由设备科或总务管理部门完成采购工作;三是不同部门分别进行采购。后两种采购方式存在明显弊端,权责无法明确,而且流程也较为分散,这就使管理较为困难,采购过程较为混乱,出现问题后难以追究相关人员的责任。

（三）采购管理合规风险认识不足

如今合规风险已经成为机构风险管理的重中之重,有效的合规管理体系应当融入组织的业务流程。采购是医院业务流程的重要部分,提升采购管理合规应当成为医院风险管理和合规管理的重头戏。然而大部分医院尚未认识到采购管理也是合规管理,对采购合规风险认识不足。

采购中的合规要求非常多,且在大众心中,采购一直被认为是"油水丰厚"、腐败高发的领域。招标环节要遵守《招标投标法》的规定,签合同要遵守《民法典》《国际贸易法》的规定,与供应商的合作过程中要注意反腐败、反垄断、知识产权保护等。由于欠缺有效的合规管理,医院在采购环节往往会出现腐败。

以采购方式为例,采购方式的多样性对医院的招标采购部门提出了更高的要求,如何正确选择采购方式是摆在公立医院招标采购部门面前的一道难题。当前,医院较为常见的采购组织方式主要有三种:一是政府主导的集中采购;二是医院委托招标代理机构的委托采购;三是医院自行组织的采购。部分医院对适用于政府采购的财政性资金理解不到位,认为医院自筹资金的采购不适用《政府采购法》。对应纳入政府采购的项目,往往存在自行采购的情况。例如,对纳入集中采购目录的采购项目,医院未能做好政府采购预算与计划管理,产生应急性采购;对政府采购目录的分类管理要求掌握不到位。

(四)采购计划的编制缺乏科学性

大部分医院对采购管理内部控制不重视,所编制的采购计划不科学、不合理。在药品方面,缺少对药品使用、药品有效期的考虑,导致平均库存和周转天数持续增加。一部分医院编制采购计划时仅参照往年惯例,忽视了供求关系和药品领用周期,导致消耗量大的药品、卫生耗材供给不足,需求量小的长期积压,一部分药品甚至过期作废无法使用不得不销毁。一些医院每年在药品、耗材销毁方面,要耗费大量资金,资源浪费问题突出。这无疑会增加医院的运营成本,不利于医院的长远发展。医疗器械方面,很多医院缺少采购前的充分论证,这就导致在医疗器械采购过程前的准备工作不够。采购前的论证至关重要,关系到设备的品质、临床的需求、实用性以及医院的效益,如果购入论证性设备不足的设备,在实际的应用中,会对医院和患者的切身利益带来直接的损害。

(五)专业采购人员缺乏

公立医院所要承担的职责是较多的,其中最为关键的是医疗服务。从实际情况来看,不少的公立医院为了提高自身的医疗水平,在医疗专业人才上的投入是较大的,但在采购方面投入不足。由于医院对采购工作的认知并不全面,将采购管理纳入后勤管理系统中,重视程度不高,岗前培训也未能做到位,有些采购执行人员对现行的法律法规、规章制度并不了解,这就使采购工作难以有序展开。

实际上,采购工作和诊疗活动是医院各项工作开展的前提,医院采购业务具有高度专业性、特殊性。采购涉及的部门、科室较多,采购物资的种类、规格复杂,采购方式多种多样,采购渠道较为复杂,涉及的供应商、环节、人员众多,采购环节管理难度大,对采购管理工作人员的综合素质有较高要求。采购管理人员不仅要懂专业知识,还要具备良好的职业道德,能抵御利益的诱惑,能进行自我约束,能准确识别采购风险。

第二节 医院采购的主要方式

一、政府采购

医院的政府采购实行集中采购和分散采购相结合的方式。集中采购的范围根据国家相关部门公布的集中采购目录确定。列入集中采购目录的项目,适合实行批量集中采购的,应当实行批量集中采购,但紧急的小额零星货物项目和有特殊要求的服务、工程项目除外。未列入集中采购目录的政府采购项目,医院可以委托社会代理机构等法律允许的方式进行采购。

医院的政府采购包括公开招标、邀请招标、竞争性谈判、竞争性磋商、单一来源采购、询价以及国务院政府采购监督管理部门认定的其他采购方式。

(一)公开招标

公开招标是政府采购的主要采购方式。该方式要求采购需求完整、明确,能确定详细规格或者具体要求,采购时间能够满足需要的采购项目。公开招标应当在政府指定的媒体上公示采购信息。不得化整为零或者以其他任何方式规避公开招标。

(二)邀请招标

邀请招标是除公开招标外的另一种招标采购形式。采取邀请招标方式采购货物或者服务的应当符合下面两种情况之一:一是具有特殊性,即采购的货物或者服务只能从有限范围的供应商处采购;二是采用公开招标方式的费用占政府采购项目总价值的比例过大的。

医院采用邀请招标方式采购货物或者服务项目的,应当从符合相应资格条件的供应商中,通过随机方式选择法定数量的供应商,并向其发出投标邀请书。

（三）竞争性谈判

竞争性谈判是指采购人或代理机构通过与多家供应商(不少 3 家)进行谈判,最后从中确定中标供应商的一种采购方式。其特点是可以缩短准备期,使采购项目能更快地发挥作用;提高工作效率,减少采购成本;供求双方能够进行更为灵活的谈判。

可以依法采用竞争性谈判方式采购的货物或者服务应当符合以下四种情况之一:一是招标后没有供应商投标或者没有合格标的或者重新招标未能成立的;二是技术复杂或者性质特殊,不能确定详细规格或者具体要求的;三是采用招标所需时间不能满足用户紧急需要的;四是不能事先计算出价格总额的。

（四）竞争性磋商

竞争性磋商是指采购人、政府采购代理机构通过组建竞争性磋商小组与符合条件的供应商就采购的货物、工程和服务事宜进行磋商,供应商按照磋商文件的要求提交相应文件和报价,采购人从磋商小组评审后提出的候选供应商名单中确定成交供应商的采购方式。

可以依法采用竞争性磋商方式采购货物或者服务应当符合以下四种情况之一:一是技术复杂或者性质特殊,不能确定详细规格或者具体要求的;二是由于艺术品采购、专利、专有技术或者服务的时间、数量事先不能确定等原因不能事先计算出价格总额的;三是市场竞争不充分的科研项目,以及需要扶持的科技成果转化项目;四是按照《招标投标法》及其实施条例必须进行招标的工程建设项目以外的工程建设项目。

（五）单一来源

单一来源采购也称直接采购,是指采购人向唯一供应商进行采购的方式。可以依法采用单一来源方式采购的货物或者服务应当符合以下三种情况之一:一是只能从唯一供应商处采购的;二是发生了不可预见的紧急情况不能从其他供应商处采购的;三是必须保证原有采购项目一致性或者服务配套的要求,需要继续从原供应商处添购,且添购资金总额不超过原合同采购金额10%的。

（六）询价

询价,顾名思义即采取询问供应商价格的方式进行政府采购,其一般适用于采购的货物规格、标准统一、现货货源充足且价格变化幅度小的政府采购项目。

二、非政府采购

非政府采购,其范围为政府集中采购目录以外且采购限额标准以下的货物、工程和服务项目。医院的非政府采购方式一般分为院内统一采购和院内自行采购。

(一)院内统一采购

1. 公开比选

公开比选,是指事先提出采购的条件和要求,邀请不特定潜在供应商参加比选,按照规定的程序和标准从中择优选择交易对象,并与提出最有利条件的供应商成交的采购方式。有效响应供应商不足 3 家的,若在采购文件中载明的,可继续评审,并进行磋商或谈判。

2. 邀请比选

邀请比选,是指以发送比选邀请书的方式邀请特定的潜在供应商参与比选的采购方式,邀请供应商的家数原则上不低于 3 家。可以采用邀请比选方式采购的货物或者服务一般需符合以下三种情况之一:一是采购标的因其高度复杂性或专门性只能从数目有限的供应商或承包商处获得;二是审查和评审比选文件所需的时间和费用与采购标的的价值不成比例;三是不宜采用公开比选方式进行采购的其他情形。

3. 单一来源

院内采购中的单一来源采购,是指向单一供应商征求报价的采购方式。一般来讲,可以参照政府采购单一来源标准界定院内单一来源采购范围,即一是由于货物或者服务使用了不可替代的专利、专有技术等原因只能从唯一供应商处采购的;二是发生了不可预见的紧急情况不能从其他供应商处采购的;三是必须保证原有采购项目的一致性或者服务配置的要求,需要继续从原供应商处添购,且添购资金总额不超过合同采购金额 10% 的。

4. 采购备案

采购备案,是指在前述采购方式不能满足医院工作需要而采用的采购方式,主要包括两种情形:一是零星维修。适用于需委托院外实施但现有维修维保服务合同无法涵盖的零星维修事项。此类事项由院内统一采购会议评审形成维修事项价格库。供应商报价经院内统一采购评审专家组议价、评审,议定价格进行采购备案,形成价格备案库。二是其他情形。例如,签订补充协议、采购合同续签、供应商更名、合同履约异常等情形由采购经办人提交备案。

（二）院内自行采购

1. 询比价及竞价

询比价及竞价,是指根据采购计划进行询比价及竞价采购,在电子招标采购平台录入采购需求,发布采购信息,按照符合采购需求的最低价原则确定供应商并签订采购合同的采购方式。

2. 电商直购

电商直购,是指根据采购计划在电商平台进行采购,选定符合采购需求的产品,将采购订单提交电商平台,电商平台接收订单后,按订单信息配送到医院的指定地点,由医院组织验收并办理入库和资金支付手续的采购方式。

三、特殊采购

（一）应急采购

应急采购适用于完成急迫任务而进行的采购活动。一般情形包括:(1)医院应对严重自然灾害、突发性公共卫生事件及其他不可抗力事件等应急情形所实施的采购;(2)突发性紧急维修事件所实施的采购;(3)临床诊疗、抢救急需的医用耗材;(4)执行上级主管部门要求的应急采购项目。

应急采购若明确由医院上级主管部门统一实施的,医院应积极申报参数需求,不得私自采购。若不属于统一政府采购的,医院经上级主管部门授权可以自行采购的,医院可实施应急采购。

（二）联动采购

联动采购,是指采购项目涉及多个部门、科室,且在政府采购范围之外,需要医院内部联动配合实施的采购项目。为有序高效地推进项目实施,建议医院成立联动项目推进工作组,明确牵头部门,负责项目全流程实施、进度跟踪、督促督导、组织协调等工作。

（三）涉密采购

涉密采购适用于采购对象、渠道、用途等涉及国家秘密,需要在采购过程中控制国家秘密的知悉范围,并采取保密措施的采购事项。下列采购项目,可以确定为涉密采购项目:(1)属于国家秘密的产品或者设备;(2)涉密专用信息设备;(3)用于保密要害部门、部位保密防护的安全保密产品或者设备;(4)用于网络保密防护和监管的安全保密产品或者设备;(5)国家秘密载体的制作、复制、维修、维护、销毁;(6)涉密货物的维修、维护、销毁;(7)涉密信息系统集成有关服务项目;(8)涉及国家秘密的法律咨询、技术咨询、财务审计等;(9)保密会议室、屏蔽室等需要按照国家保密标准建设的工程;(10)接上级通知作为涉密采购执行的项目,以及法律法规和保密事项范围规定的其他涉及国家秘密的货物、服务和建设工程。

医院涉密采购的采购方式主要为单一来源采购。除单一来源采购外,医院也可以通过书面推荐或者在具备相应保密条件的供应商范围内征集等方式,邀请不少于 3 家供应商参与采购活动。

（四）进口采购

进口采购,是指医院采购进口医疗器械和药品等。需要注意的是,采购产品属于国家限制进口产品时,需要向设区的市、自治州以上人民政府财政部门出具专家论证意见,并同时出具产品所属行业主管部门的意见。其中,产品属于国家限制进口的重大技术装备和重大产业技术的,应当出具国家发展改革委的意见;属于国家限制进口的重大科学仪器和装备的,应当出具科技部的意见。

第三节　医疗物资的主要分类及采购流程

根据《政府采购法》对采购内容的规定,采购内容分为工程、货物以及服务。结合医院的特殊性,医疗物资采购内容主要分为药品和医疗器械两大类,其中医疗器械包含医疗设备以及医疗耗材。

一、药品

国务院办公厅在 2015 年 2 月出台了《关于完善公立医院药品集中采购工作的指导意见》,对集中采购模式、采购平台建设等都作出了明确规定,明确了公立医院所有药品都要通过省级平台集中采购,提出运用"招采合一、量价挂钩、分类采购"等市场化手段使虚高药价回归合理范围。同时还提出,允许试点城市以市为单位在省级药品集中采购平台上自行采购。2015 年 6 月,原国家卫生和计划生育委员会①发布《关于落实完善公立医院药品集中采购工作指导意见的通知》,具体指导公立医院的药品采购工作,再次强调允许探索符合自身特色的地市级采购模式。《推进药品价格改革的意见》和《国务院办公厅关于进一步改革完善药品生产流通使用政策的若干意见》,明确了药品价格的形成机制,进一步完善了药品采购机制以及国家药品价格谈判机制,允许公立医院在省药品集中采购平台上联合带量、带预算采购。至此,公立医院的药品采购开启全面、规范的集中采购时代。公立医院药品集中采购最主流的方式为"省级挂网 + 市级议价"。

(一)编制采购计划与目录

采购计划:公立医院按照不低于前一年度药品实际使用量的 80%,合理制订年度

---

① 以下简称国家卫计委,2018 年机构改革后撤并为国家卫生健康委员会,下同。

采购计划和预算。每种药品采购的剂型原则上不超过 3 种,每种剂型对应的规格原则上不超过 2 种。优先选择符合医院保险目录药品及临床路径、纳入重大疾病保障、重大新药创制专项、重大公共卫生项目的药品,兼顾妇女、老年和儿童等特殊人群的用药需要,制订下一年度的采购计划。

采购目录:主管部门按照全省公立医院上报药品采购计划和预算,汇总前一年度全省药品采购情况,并依据国家基本药物目录、医疗保险目录等,遵循临床常用必需、剂型规格事宜、包装使用方便的原则,编制省级医疗卫生机构药品分类采购目录。目录中的药品细化分类为:(1)招标采购药品;(2)谈判采购药品;(3)直接挂网采购药品;(4)国家定点生产药品;(5)麻醉药品和第一类精神药品。目前,上述第 4 项、第 5 项药品不可再次议价。

(二)招标及公示

省级药采中心将招标采购、谈判采购药品的评审结果汇总,在省采购平台公示。公示结束后,经审核后公布执行的中标药品、中标价格。

(三)采购

医院通过省级采购平台在线采购药品。中标结果公布后,中标供应商应在规定时间内按中标价格供应药品。医院应与供应商签订采购合同,其中试点地区医院在允许范围内与供应商的议价结果应在合同中予以明确。

(四)配送

供应商是配送的第一责任人,可直接配送,也可委托获得药品配送资格的其他药品经营企业配送。急救药品配送一般不超过 8 小时,一般药品配送不超过 48 小时。

总而言之,目前较为通行的药品集中采购情况是,先由省级药采中心审核准入质量,对不同类别的药品进行不同形式的评审,确认药品挂网资格。然后,由市级、医联体或医疗机构对挂网药品进行带量议价,以确定最终的采购价。简言之,就是省级掌握准入权,市级(医疗机构)掌握定价权。

二、医疗器械

医疗器械,是指直接或者间接用于人体的仪器、设备、器具、体外诊断试剂及校准物、材料以及其他类似或者相关的物品。医疗器械包括医疗设备和医用耗材两大类。较之药品的全面集中采购而言,医疗器械的采购形式更为丰富。

(一)集中采购

2007 年 6 月 21 日,卫生部①出台了《关于进一步加强医疗器械集中采购管理的通知》,该通知中指出,医疗器械集中采购按属地化管理原则,以政府为主导,分中央、省和地市三级,以省级为主组织实施。各级政府、行业和国有企业举办的所有非营利性医疗机构,均应参加医疗器械集中采购。任何医疗机构不得规避集中采购。管理品目中的甲类大型医用设备配置工作由卫生部审批,其集中采购由卫生部统一负责组织;心脏起搏器、心脏介入类等高值医用耗材临床应用的医疗机构少,各地采购价格差异大,价格虚高问题较为突出,由卫生部统一负责组织。2012 年 12 月 17 日,卫生部等六部门联合印发了《高值医用耗材集中采购工作规范(试行)》,也明确了此部分的医疗用品应集中采购。

采购流程如下。

1. 编制采购目录、确定采购方式

集中采购管理机构负责组织编制本行政区域内高值医用耗材集中采购目录。对纳入集中采购目录的高值医用耗材,可以实行公开招标和邀请招标以及国家法律法规认定的其他方式进行采购。

2. 确定采购文件

制订集中采购工作方案和集中采购文件等,并公开征求意见。

3. 发布采购公告

发布集中采购公告和集中采购文件。

4. 接受供应商响应

接受企业咨询,接收企业提交的相关资质证明文件。集中采购工作机构协同相关部门对企业递交的材料进行审核。公示审核结果,接受企业咨询和申诉,并及时回复。

5. 组建评审委员会及评价

集中采购管理机构抽取各专业评审专家参与评审工作。组织开展高值医用耗材

---

① 2013 年机构改革后撤并为国家卫生和计划生育委员会,下同。

评价,根据评价结果合理划分产品类别,确定入围企业及其产品。

6. 公示结果

公示入围品种,受理企业申诉并及时处理。入围品种报集中采购管理机构审核。公布入围品种,并报监督机构备案。

7. 签署合同

医疗机构与医用耗材生产企业或被授权的经营企业按照卫生部统一发布的合同范本签订购销合同并开展采购活动。

(二)分散采购

政府采购实行集中采购和分散采购相结合的方式。集中采购的范围依据国家相关部门公布的集中采购目录进行确定,分散采购是指未列入集中采购目录的政府采购项目,医院通常委托社会代理机构进行采购。

在公立医院的采购中,来自财政专项资金进行的医疗器械采购项目也占一定的比例。如对于地区性医疗事业的扶持、重大自然灾害后的重建、公共卫生事件医疗物资供给等情况,都可能超出集中采购范围进行医疗器械的采购。此类采购也应严格按照政府采购程序进行采购。

因不在集中采购目录范围,此类采购物资的必要性、可行性、经济性论证责任更多地落到了医院。从医院的角度出发,应该更加严格地把握采购流程。

采购流程如下。

1. 提出采购需求

(1)开展市场调研:医院采购需求部门通过咨询、论证、问卷调查等方式开展需求调查,了解相关产业发展、市场供给、同类采购项目的历史成交信息,及采购项目可能涉及的运行维护、升级更新、备品备件、耗材等关联采购情况。

(2)拟定采购需求:形成书面的采购需求书,其内容应包含:采购物资需实现的功能或目的,需执行的国家及行业的标准,需满足的质量安全、期限、效率、技术保障、服务人员组成等要求,采购物资的数量、采购项目交付或者实施的时间和地点,采购物资的验收标准等详细、实质性的要求。

(3)需求审核:根据医院管理的要求,需求部门内部审查采购需求书,需求部门的上级管理部门或物资归口部门进行二次审查,在部分管理制度较为完善的医院,采购专项部门进行最终审查。

（4）论证及审核：采购需求书经各部门审查后，采购管理部门汇总各部门审查意见，组建论证小组，小组成员应包括采购物资需求部门人员、物资使用人员等，必要时也可以邀请院外专家，对采购需求的必要性、可行性、经济性进行论证。医院的上级管理部门应对论证程序是否符合规范、论证内容是否完整，以及采购需求书的规范性和完整性进行审核。

（5）修改及审核：根据论证及审核结果对采购需求书进行修改并提交采购部门。采购部门对修改后的采购需求书的规范性和完整性进行审核，确认最终版本。

2. 编制采购预算

（1）组织项目论证、市场调研：需求部门对采购项目进行市场调研，并将市场调研价格作为预算申报金额的基础参考数据。

（2）编制采购预算：需求部门或归口部门根据各部门的业务特点、上年度预算完成情况以及下年度工作任务，结合市场调研结果编制科室年度采购预算。

（3）预算预审：财务部门、采购归口管理部门以及采购部门联动预审各科室预算编制的合理性。

（4）形成预算方案初稿：根据医院运营发展战略和年度运营目标，结合全院汇总形成的预算方案（初稿）综合考虑各方因素预测医院收入、支出等年度预算目标建议数。

（5）审议与调整：根据医院的管理制度，各级管理机构分级分层进行审议，并结合实际情况对预算方案（初稿）进行调整，形成全院预算草案。

（6）采购信息确认及上报：根据院内审定的预算草案确定采购信息，按照上级部门要求，将院内审定的预算草案上报主管单位及财政部门，及时接收批复。

3. 编制采购计划

根据财政批复，结合各部门的采购需求编制采购计划。

4. 进行项目采购

根据政府采购相关法律法规，按照公开招标、邀请招标、竞争性谈判、竞争性磋商、单一来源、询价等不同的采购方式的要求，进行物资采购活动。

5. 审批签订合同

在确定供应商后，医院内部应及时安排经办人发起合同审批流程，由需求部门、归口部门、采购部门、财务部门、法务部门、审计部门等部门的负责人依次进行审批，最终由分管领导审批确定。医院内部审批完成后由经办人或项目负责人及时与供应商签订合同。

（三）非政府采购

除前面两种政府采购方式外,医院还存在大量的政府集中采购目录且采购限额标准以下的医疗物资。除前文已经提到的采购需求论证、预算编制、采购计划编制、签订合同等相似环节外,为加强医院采购管理,结合非政府采购特点,还应注意以下环节。

1.公开比选和邀请比选方式中,应组织采购小组进行采购,小组成员应包括归口管理部门或需求部门代表、招标采购中心项目负责人、评审专家和审计部等监督人员。

2.单一来源方式中,质控岗位应严格审查是否满足单一来源采购的情形,分管部门、领导应多层次审核。

第
二
章

医院采购合规管理概述

　　医院采购最基本的目的，是根据医院业务发展的需要，通过公平、公正、公开的方式，购买到价优质好的货物、服务或在合理预算内完成工程建设。当前医院采购的主要特点是采购渠道方式多样性、采购物品品种多样性、在管理中的协调难度较大以及采购方式的分散性。由于新医改的进一步深化，对医院的采购如何进行科学的管理与控制是现阶段医院采购管理亟须解决的难题。合规管理成为医院采购管理不可或缺的基础，科学和体系化的合规管理，成为医院采购管理的必然要求。

　　2021年4月，作为组织结构管理认证标准的《合规管理体系 要求及使用指南》（ISO 37301—2021）正式发布，2022年10月，《合规管理体系 要求及使用指南》（GB/T 35770—2022）正式发布，上述标准的合规管理体系同样适用于医院这类机构。在采购管理工作中，采购风险往往与腐败挂钩。但是采购腐败不等于采购人员腐败。腐败风险有可能来自科研、医疗、后勤保障等各个环节，风险可能会通过采购实施环节显现出来。因此只有通过系统化的采购合规管理，才能真正实现采购为医院业务正常高效开展提供有效支撑，让采购合规管理成为医院采购的正向推动力和保驾护航的"屏障"。

第一节 医院采购合规管理的价值与目标

现实中经常会遇到这样的情况:辛辛苦苦制定的采购招标文件中的资质要求或评分参数被质疑、采购公告发出后因没有机构满足采购条件而流标、采购结束后中标人由于各种原因无法签署合同,或合同签署后履行过程中中标人提供的货物、服务或工程建设水平根本无法满足医院需求,合同面临提前终止或解除的风险。不仅浪费了大量人力、物力和财力,而且还使医院的正常业务受到影响,某些临床业务甚至不得不按下暂停键,而那些根本不能暂停的业务,医院不得不进行紧急采购,由此又引发了违规风险的发生。

在医院采购活动中,仅保证医院自身合规是远远不够的,合规还必须延伸到整条价值链。如果选择的供应商不合规,提供的药品或医疗器械本身有缺陷,可能会危及患者,同时造成医院自身,品牌、声誉以及财务上的巨大损失。因此,采购管理合规不仅要保证医院自身采购运行的合规,促使医院内部人员对于采购违规具有敬畏之心,还要保证外部合作者、供应商的合规。医院要把合规作为选择供应商的首要条件,与供应商建立有效的合规管控机制。

医院采购的合规管理,是指结合医院运营的实际需求,通过建立全面覆盖、权责清晰、务实高效的合规制度和准则,并通过对采购相关部门和人员的严格培训,贯彻落实采购合规制度和准则,从而对医院采购实现系统、规范的管理。

一旦医院将采购管理纳入合规管理体系之中,就意味着员工应按照法律规定的方式处理工作,否则就将受到来自医院和监管部门的合规处罚。有效的合规管理体系,不仅要有正确运行的机制保障,而且对违规风险也应当有相应的处理。合规管理体系是不断优化、循环上升的管理体系,医院如何从采购风险事件中吸取教训,寻找到采购管理风险的长效解决机制是合规管理的重要组成部分。

一、医院合规管理的价值

首先,能使医院树立规范严谨的机构形象。

合规源自 1977 年美国为严惩美国公司海外贿赂行为而颁布的《反海外腐败法》。进入 20 世纪 90 年代,美国政府反海外腐败执法力度不断加大,美国公司意识到必须遵守法律规定,避免海外贿赂行为的发生,否则不仅会受到声誉损害,也将面临严重的行政、刑事责任。2004 年 11 月生效的《美国量刑指南》第 8B2.1 条将企业腐败犯罪量刑与企业合规体系相关联,促使美国公司开始被动建设合规体系。随着全球化进程的加快,合规已经成为全球组织管理的共同话语。

我国从 2016 年开始在央企开展合规管理体系建设试点,经过全社会的共同努力,如今合规管理建设工作已经成为全国性的企业管理改革重点。首先,构建国有企业全国性的合规强制要求规范,2022 年 10 月 1 日生效的《中央企业合规管理办法》更是从立法层面为合规管理确定了标准。其次,2021 年 6 月最高人民检察院、司法部、财政部、生态环境部、国务院国有资产监督管理委员会、国家税务总局、国家市场监督管理总局、全国工商联、中国国际贸易促进委员会研究制定的《关于建立涉案企业合规第三方监督评估机制的指导意见(试行)》为我国刑事合规机制确定了基调。从各地国资委颁发的合规管理指引来看,采购都是合规重点领域。

再看医疗行业,我国为解决“看病难、看病贵”的矛盾,持续对医疗机构加强监管。大型的公立三甲医院每年的采购金额超过 10 亿元,其采购活动受到地方财政部门的严格管控,同时受到审计部门的严格监管。医院不仅受到各级卫生行政主管部门的直接管理,同时也要受财政、工商、税务、审计等各个部门的监督管理。2020 年国家卫健委印发的《关于进一步规范和加强政府采购管理工作的通知》中明确,在卫生健康系统开展三年专项行动,进一步明确了政府的采购主体责任,从严格依法采购、严格政府采购预算管理等 10 个方面全面规范政府采购行为。因此,医院采购合规管理体系建设已经成为医院长期健康发展的内在要求,一个缺乏合规意识、管理随意、制度松散的医院是不可能适应目前的管理要求的。

其次,有效管理采购合规管理体系,可以为医院降低风险管理成本,提升医院整体合规管理能力。

合规是医院可持续发展的基石。近年来国际社会和各国政府都致力于建立和维护开放、透明、公平的社会秩序,与此同时我国全面推进依法治国战略,在这样的背景下合规逐步渗透到了医疗领域。采购合规就要求医院遵守法律法规及监管规定,遵守相关标准、合同、行业准则及道德准则,拒绝"盲采、乱采"。

对医院经济支出的严格管理,导致医院的各业务条线的腐败风险有向采购环节集中的趋势。在其他灰色交易被监管斩断后,一些腐败行为企图通过阳光化采购流程将其合理化,因此采购合规管理在医院合规管理中显得格外重要。医院领导对采购合规管理是否重视,会直接影响到医院的管理水平和法治建设水平。医院通过建立有效的合规管理体系来防范合规风险,在对其所面临的合规风险进行识别、分析和评价的基础之上,建立并改进合规管理流程,不仅是对采购本身合规风险进行管控,同时有助于封堵贿赂、腐败通道,防止采购变成贿赂的工具。

最后,能够实现医院在医疗市场的竞争力和可持续发展。

合规管理体系经过数十年的发展,已经演变为现代组织三大管理体系之一,形成了有效指导内部人员日常行为,规范合规管理运行,构建科学合规保障体系,正确看待合规风险事件,促进合规整体管理水平的科学方法体系。很多医院目前都意识到了合规管理的重要性,建立一套有效的合规体系,已成为医院在医疗市场竞争中增强竞争力的必备条件。对于医院而言,合规体系建设是实现稳健发展、成就百年老院的金色盾牌。

采购活动是医院诊疗工作开展的保障,与医院各项工作进程能否顺利开展密切相关。医院采购合规管理不同于其他业务合规管理,对医院业务开展更具有重要意义。对医院的采购合规风险进行持续的识别、分析、应对与改进,梳理医院采购相关的法律法规要求、道德规范要求,并结合医院的对外承诺,明确采购合规义务。有利于医院迅速发现采购的关键节点,从而推动建立全面覆盖医院采购各环节合规风险管理体系,务实高效地制定采购策略和方案,权责清晰地执行医院采购流程,使医院更好地参与市场竞争,提高社会效益和经济效益。

二、医院采购合规管理的目标

一是有效防控合规风险,抑制不合规事件对医院造成的负面影响。相较于其他企业,医院管理具有特殊性,承担着较大的社会责任。采购活动作为医院运营活动的基础,采购质量决定了医院承担社会责任的有效性,良好的采购活动、采购优质物资可以进一步提高经济效益,减少医患纠纷,减少潜在风险。采购合规管理有利于持续完善采购管理工作机制,健全医院领导班子、采购管理部门、法律管理部门等协同联动的管理模式,从而减少不合规事件,同时提高不合规事件处理效率,抑制负面影响。

二是强化专职采购部门外的其他部门科室的合规采购意识。医疗采购合规管理非一部门之力就可以迅速达到,需要多部门配合协同。当下医疗采购中需求科室的合规采购意识较差,实践中经常出现"加急、插队、未批先采"的情况,给采购合规管理带来了许多隐患。究其根本是采购人员合规意识薄弱,采购合规管理有利于在医院迅速形成采购合规管理氛围,把合规采购意识渗透到医院所有部门、科室,减少采购合规风险。

三是建立完善的采购制度体系和流程体系。医疗采购规定和政策指导的时效性较强,较其他领域的采购具有多变性,实践中经常出现因采购人员不熟悉规则导致的违规行为。采购合规管理可以帮助采购人员更快、更全面地了解采购业务所涉监管要求,同时进行"外规内化",将法律法规的管理要求内化为内部管理制度,建立完善的采购制度体系,同时根据制度要求,制定良好的流程管控体系,规范医院工作人员的采购行为,避免违规风险发生。

第二节　医院采购合规管理体系

管理体系是组织建立方针和目标以及实现这些目标的过程相互关联或相互作用的一组要素,包括组织的结构、角色和职责、策划、运行等。医院采购合规管理体系需要在医院提供经费、机构、人员、技术等各方面保障的基础上,形成采购业务的合规管理长效机制和推动采购合规管理发挥作用的保障机制。

一、医院采购合规管理的原则

合规管理的原则应当包括哪些,一直以来都存在较大争议。2022 年 10 月 1 日生效的《中央企业合规管理办法》中确定了 4 项原则,即坚持党的领导、坚持全面覆盖、坚持权责清晰、坚持务实高效。对于公立医院而言,建立采购合规管理体系也应当遵循这 4 项原则。

(一)坚持党的领导

充分发挥企业党委(党组)领导作用,落实全面依法治国战略部署的有关要求,把党的领导贯穿合规管理的全过程。在采购管理中,党委贯穿始终,从前端"三重一大"决策,到执行阶段的纪检监察,再到后段的合规举报。

(二)坚持全面覆盖

将合规要求嵌入医院采购业务管理的各领域、各环节,贯穿决策、执行、监督全过程,落实到医院各部门、各单位和全体员工,实现多方联动、上下贯通。全覆盖是医院采购合规管理的重点,如何将监管要求、合规风险控制要求落到实处,就需要确定采购环节的合规关键点,并将相关防控措施嵌入整个采购流程之中。

（三）坚持权责清晰

医院在采购业务中从机制上确定了各个部门的相应职责职权，从制度描述上看似清晰，但是在实际业务中，又发现存在很多交叉。如很多新型设备，究竟应当归入后勤保障的普通设备，还是医疗体系的医疗设备，则存在分歧。按照"管业务必须管合规"的要求，明确采购业务及相关职能部门、合规管理部门和监督部门职责，严格落实员工合规责任，对违规行为严肃问责。

（四）坚持务实高效

采购业务作为医院合规管理的重点领域，对其关键环节和重要人员的管理必须落到实处，在设计采购组织时，要坚持不相容职务分离原则，科学设置采购组织的形式、授权机制、岗位轮换机制等，提高医院作为机构的学习能力和应变能力，充分利用大数据等信息化手段，改善损失预防能力和风险事件管理能力。

二、医院采购合规管理的内容

医药医疗行业都被认为是合规高风险领域之一。早在国内合规浪潮兴起之初的2019年，财政部就对77家医药企业展开了"穿透式"核查，重点核实企业费用、成本、收入的真实性与合规性。该次核查在医药行业引起了不小的震荡，对行业内医药生产企业、销售商、代理机构，以及作为医药企业销售终端的医疗机构在运营过程中的规范性、合规性提出了更高的要求。在医药医疗相关行业里，医院的业务性质最具特殊性，如何在履行治病救人的社会责任、促进业务发展、控制合规风险中取得平衡，是医院采购合规管理亟须面对的难点。从医院性质角度出发，医院采购合规管理应具备以下内容：

一是建立采购合规管理的组织架构。"工欲善其事，必先利其器"，采购合规也不例外。采购合规作为医院的治理体系之一，首先需要在组织架构和组织职责上完成设计，医院领导班子应当支持合规、坚持合规，为中、基层提供示范效应、带头效应，不同部门、科室之间分工明确、互相监督、相互协调，在以采购合规为核心的基础上，实现组织有序、统筹全局、合规行事，招采中心或采购部门充分发挥居中、协调管理作用，通过合规制度的落地为采购实施提供确定性指引。

二是建立采购合规管理制度体系。合规运行涉及合规行为规范的制定、风险识别预警及应对、日常的合规审查与违规问责、定期的合规管理评估等内容,采购领域作为医院的重点领域之一,需要完善采购制度体系,"外规内化"完善业务制度,同时制定采购合规管理运行制度,实现采购合规风险识别、管控、应对等。强化流程体系的完整性、流程设计的科学性和流程启动的规范性,通过动态的采购合规实现合规管理的真正落地。

三是建立采购合规风险管控机制。采购合规管控的核心是管控采购风险,应当建立完善采购风险管控机制。医院首先应当对现有规章制度及其落实情况进行审查和研究,以便针对内部规章制度预审出的合规风险进行定性、定量分析,为采购风险正面清单、采购风险负面清单的建立和完善提供支持。其次对医院采购领域中现有的合规风险进行全面梳理,绘制风险地图,确定风险等级,全面摸清医院的合规风险底数,为后续合规管控建设提供依据和目标靶向。最后对风险点进行分析评估,根据实际情况拟定管控措施,形成制度文本予以落实,实现合规风险长效管控。

四是增强合规意识,落实合规理念,培育合规文化。意识是人的头脑对外部客观事物的反映,深刻影响其观念和行为。合规意识是基于对合规制度的研究、学习等形成的主观意识,培养合规意识有助于落实合规制度,实现合规目标。合规理念是合规意识的升华,具有概括性、深刻性和逻辑性,是合规管理的核心之一。例如,执行采购项目时,首先考虑项目来源是否合规、采购执行会不会有合规风险等。合规文化是医院采购文化的重要组成部分,有助于培养采购人员的合规意识和合规理念,三者相辅相成、互相促进,共同作用采购合规发展和施行。

三、医院采购合规管理体系的要素

所谓合规管理体系的要素,就是指影响合规管理目标实现的必不可少的因素,也是医院在建设采购合规管理体系时必须花力气强调、规范、整理和建立的相关构架、制度、流程以及在每个关键环节设置的责任关口。

根据《中央企业合规管理办法》、《合规管理体系 要求及使用指南》(ISO 37301—2021)、《合规管理体系 要求及使用指南》(GB/T 35770—2022),通常合规管理体系应当包含 13 个要素。

（一）合规方针

合规方针是指医院采购合规管理的宗旨、方向和指导思想,开展所有采购合规管理的相关活动都应以合规方针为依据。医院应当制定科学合理的采购合规方针,与医院采购的价值观、目标和战略保持一致,并通过采购合规组织、采购制度、流程等贯彻落实。

（二）合规组织

合规管理工作是需要组织保障的。并不是所有的医院采购工作都设立了专门的采购中心或采购部门,一些医院仍然采取需求部门分散执行采购业务的做法。《企业内部控制应用指引第 7 号——采购业务》指出,企业的采购业务应当集中,避免多头采购或分散采购,以提高采购业务效率,降低采购成本,堵塞管理漏洞。从采购合规管理来看,构建集中的采购部门更有利于采购合规风险的管理。然而这也不是一成不变的,如果医院在发展阶段缺少专业的采购人员,采购需求通用性差,采购需求的定制化要求多,那么集中采购反而不利于控制风险。

无论是建立集中的采购中心还是采购部门,医院采购合规管理的组织保障必须是要建立的。在分散情况下,也应当有相应的采购专员,采购监督机制等,以确保整体采购合规业务和流程执行等顺利开展。

（三）合规制度和流程

大型公立医院并不存在缺少采购制度,反而是在发展过程中,不断调整、优化、制定采购制度,导致采购制度过于繁杂,相互适用存在冲突,特别规定和通用规定交织。理顺整体采购合规制度与流程是采购合规管理的制度保障。

医院应当建立统一规范的采购合规管理制度,制度的评价标准应当从过去内部有效运营的抽象标准,转变为是否充分体现了外部监管要求的客观标准。通过外部监管要求的梳理,明确医院采购制度与外部合规要求之间的差距和不足,并及时进行修改和补充,让医院的采购规范充分融入采购业务相关的合规要求。

（四）合规审查

医院采购工作环节多,合规监管要求高,因此日常的合规审查是必不可少的环节。

在采购需求论证、采购立项、采购询价、招标代理机构委托、采购实施、签订采购合同、变更采购等方面,都面临全面的合规审查需要。

在医院内部需要明确合规审查的执行部门,列明合规审查工作的计划,合规审查机构的权限划分。同时合规审查人员的专业性也是非常重要的因素,其直接影响着能否在合规审查中发现合规风险,医院应加强合规审查人员专业化培训。

(五)合规风险管理

合规管理目的是有效防控风险,即便建立了医院采购合规管理体系,仍然不能避免存在采购合规风险。故医院应建立风险长效管控机制。

《合规管理体系　要求及使用指南》(GB/T 35770—2022)提出,组织宜识别并评价其合规风险。合规风险评估构成了合规管理体系实施的基础,有计划地分配适当的资源识别评估风险是合规风险管控的基础。在医院采购合规风险管理过程中,需要常态化对采购业务中存在的潜在不合规的可能性或后果进行监测,并通过报告制度交由专业组织和人员进行处置。对于已经演变为合规风险事件的采购合规风险,应当快速启动应对机制,并基于个案的成因分析,持续改进采购合规管理。

(六)合规管理体系评价

医院采购合规管理评价是医院内部组织对采购合规管理体系以及医院内部合规管理的适当性、有效性和充分性,进行自我审查、评价、监督和持续改进。《中央企业合规管理办法》特别强调合规管理体系自评应当按期进行。医院可以根据自身的采购规模、综合化程度、采购业务范围、采购活动地域等方面的差异,确定重点评价的采购环节和评价工作的资源投入。通过采购合规管理体系评价,引导医院更为主动地加强采购合规风险管理,同时评价应当以有效性为目标,重点评价采购合规管理体系是否能够有效推动采购工作,是否能够有效控制采购环节的合规风险。医院采购合规管理评价是组织内部自我监督与纠错的制度,其与合规检查的区别在于,更关注管理体系本身,而不是针对单一的采购环节的合规风险行为。

(七)培训与教育

为增强员工的合规意识,提高员工履行合规义务的能力,医院应制定系统的、以风险为导向的培训沟通制度,并向各层级人员宣传合规要求。

《合规管理体系 要求及使用指南》(GB/T 35770—2022)提出,通过合规培训能够确保所有员工有能力以与组织合规文化和对合规的承诺一致的方式履行角色职责。

医院应当积极开展合规培训,提高医院人员采购合规意识,保障采购合规管理体系正常运行。

(八)合规举报

员工报告制度应为员工提出合规问题、报告潜在合规事项提供安全、顺畅的渠道,提高合规管理的效果。

《合规管理体系 要求及使用指南》(GB/T 35770—2022)提出,组织宜采用适当的沟通方式,以确保全体员工持续获知并理解合规信息。沟通宜明确给出组织对员工的期望,以及不合规将在何种情形下逐级上报给谁。对于内部报告,同样体现了上下级的联络畅通,可以说内部报告和高级管理人员支持在一定程度上有着内在联系。

(九)合规监督和检查

合规监督和检查有利于医院采购合规管理体系落实。医院应定期测试合规管理体系设计的有效性和控制执行的有效性,并持续监控关键合规风险,在风险暴露初期采取相应行动。

对诸如内部报告等各项有效合规制度,《合规管理体系 要求及使用指南》(GB/T 35770—2022)提出了确保诸如确立定期时间表、异常情形监督及补救措施等要求。

(十)违规管理和问责

《合规管理体系 要求及使用指南》(GB/T 35770—2022)提出,组织宜建立、实施、评价和维护用以寻求和接收合规绩效反馈的程序,并细化了调查来源,具体体现在对客户的投诉处理系统,对供应商、监管部门和过程控制日志和活动记录的调查。该指南同时指出,调查反馈也应当作为持续改进合规管理体系的重要依据。

(十一)合规报告

合规报告是医院采购合规管理工作流程中的重要一环,是采购合规风险识别、评估、监测、检查的成果反映。要在建立医院采购合规管理过程中,确定相应的报告路线,对于采购工作过程中设计的合规工作状况及合规风险管理情况进行定性和定量描述。合规报告为医院内部采购决策提供信息依据。

医院应当根据外部监管要求,结合自身采购业务管理的需要,建立并持续完善合规报告工作机制,合理安排合规报告工作流程,以确保采购合规信息在医院内部及时、全面、完整地传递,进而保障医院在采购业务中的合规风险能够被及时发现、防范和化解,风险防范体系缺陷和违规问题能够有效纠正。

报告的类型根据内容不同,可以分为综合性报告、专项报告、专题报告、风险事件报告等。合规报告不完全是按照一个维度进行区分的,根据管理需要也可以进行多维度划分,如综合性报告一般为定期报告,而专项报告和风险事件报告则为不定期报告。

(十二)合规信息管理系统

在合规管理的各种文件中,都强调建立合规信息化系统的重要性。随着计算机网络的普及,单纯依赖人工处理的合规管理模式很难适应医院采购各项业务信息化发展的管理需求。采购合规管理系统是医院通过信息技术手段,识别、评估和控制采购业务活动中的合规风险,帮助医院实现合规管理目标的工具。

随着医院内外部监管环境的日趋复杂,很多医院已经在采购工作中建立起了相应的信息化系统,相关的数据和业务之间的交叉关联性越来越强。因此在采购合规管理中进行系统化建设是夯实内部管理,深化管理的必然需求。

采购合规管理系统是一个以合规管理为核心,以人为主导,以信息科技手段为支撑对与采购管理相关的信息进行收集、传输、加工、存储、更新和维护,识别、评估、监测和控制采购合规风险,以满足合规管理要求,提高采购效益和效率为目的,支持医院的采购决策和运行的人机系统。通过规范采购合规管理的内容与流程,将相关的监管规则进行跟踪和落实,制度管理、合规培训、合规审查、合规风险监测、合规检查、合规报告等事前、事中、事后的合规管理职能进行模块化处理,将具体要求拆解和固化,避免人为因素在一些合规要求上的有章不循、有禁不止。

(十三)合规文化建设持续改进

制度具有一定的滞后性,只有构建起"主动合规""合规创造价值"的医院文化才能从根本上保障医院采购工作的有序开展。合规文化建设既是合规风险管理的一部分,又是医院文化建设的一部分。合规文化是医院自上而下建立起的一种普遍意识、道德标准和价值取向,从精神层面确保采购各项经营管理活动始终符合监管规则和准则。

　　医院的特殊性,决定了医院需要树立对社会负责,医疗对患者负责,采购对医疗负责的价值取向,职业行为规范和方法除了通过制度形式强制执行外,更多还要依靠合规文化活动进行宣传、培育、推广,从而使医院的每位员工都能够发自内心真正地接受和遵循。

第三节　医院采购合规风险评估

一、合规风险的概念

合规风险评估是合规管理中的重要环节。"合规风险"指的是医院因未能遵循法律法规、监管要求、规则、自律性组织制定的有关准则,以及适用于医院自身业务活动的行为准则,而可能遭受法律制裁或监管处罚、重大财务损失或声誉损失的风险。

从内涵上看,合规风险主要是强调医院由于各种自身原因主导性地违反法律法规和监管规则等而遭受的经济或声誉的损失。这种风险性质更严重,造成的损失也更大。

医院应定期进行风险评估,并采取适当措施设计、实施或修改合规计划的各项要求,以降低风险发生。美国司法部发布的《企业合规计划评估》亦指出检察官评估企业合规体系有效性的要素包括风险评估。2011 年 3 月,英国司法部在《反贿赂法案》生效后,发布指南指导企业建设预防贿赂的合规体系,明确风险评估是合规体系的六大原则之一;国际标准化组织在 2014 年 12 月 15 日出版了全球第一个合规管理的国际标准——《合规管理体系——指南》(ISO 19600)(已于 2021 年 4 月 13 日由更新修订后的标准 ISO 37301 指南所替代),ISO 19600 指出合规风险评估是实施合规管理体系的基础。综观各类合规建设指南不难发现,风险评估是公认的构成有效合规计划的核心要素之一。

二、风险识别

风险识别,是结合现有采购制度、流程和实务操作情况,对相关风险进行的识别与梳理,主要从单位层面和流程层面展开。要建立采购合规管理体系,首先应该明确医院目前采购合规中存在哪些风险并进行评估,即从行为规范、资金安全、财务管理、防范舞弊和预防腐败等角度识别各项活动中的潜在风险,并与医院部门、科室负责人、关键岗位人员通过建章立制的方式对风险进行有效管控。

三、风险评价

风险评价,是根据风险发生的概率、风险造成的后果以及控制该风险需要的成本对风险进行细化评估。需要对照风险与现有控制措施,并参考行业经验及法律法规对合规风险制定相关控制措施,初步拟定控制措施,并与相关关键岗位人员、科室、部门负责人多次反复讨论。在不违反法律法规及内控管理要求的前提下,结合医院实际,提出优化后的控制措施建议。

识别合规风险,应把合规义务和与其相关服务和运行的方面联系起来,以识别可能发生不合规的场景、原因及后果。在综合考虑不合规的原因来源、后果的严重程度发生的可能性等因素后进行合规风险分析。后果包括如个人和环境伤害、经济损失、声誉损失和行政责任。

风险评价涉及医院合规风险分析过程中发现的合规风险等级与医院合规风险责任承担能力的比较。

同时发生以下事件时宜对合规风险进行周期性再评估:(1)新的或改变的活动、产品或服务;(2)组织结构或战略改变;(3)重大的外部变化,如新的医疗法律法规政策文件的颁布、医疗市场条件、医患关系的变化等。

第四节 医院采购合规风险管理体系

合规风险管理体系核心内容应包括风险管理机构及职责、风险监测、风险预警、风险应对和检查。

一、管理机构及职责

党委常委会、院长办公会承担最终管理责任,院领导承担直接管理责任,合规管理部是归口部门承担具体执行责任。这里重点阐述合规管理部门的职责。

(1)拟定、修订医院合规政策,并推动其贯彻落实,协助分管院长培育医院的合规文化。

(2)跟踪国家法律法规以及政策文件、监管规定的变动,并根据其有关要求提出制定或者修订医院管理制度的建议。

(3)获取合规情况信息,就医院具体的合规事项或重大违规情况展开独立或联合调查,主动识别、评估、监测和报告医院合规风险,并提出有效的风险处置方案。

(4)对发现的合规风险或合规问题,向相应部门或员工提出整改要求,并对整改结果进行评估;对严重违规或者可能涉及重大违规的人员和事件,提出处罚建议。

(5)每年对医院合规风险管理的有效性进行评价,提出监控报告和合规风险报告。

(6)制定合规风险管理的可操作性制度及基本的风险信息收集或者风险点识别方案,并指导、监督相关职能部门贯彻落实。

二、合规风险的监测

合规风险监测应当及时、持续进行。在医院采购合规管理中,必须将合规风险监测作为常态化工作。通常在初期很难形成各部门自觉的合规风险监测习惯,最为有效的方式是确定制度上的定期合规风险监测报告制度。通过强制要求各部门在一定周期内提交采购合规风险监测报告,让相关人员有意识地关注采购合规风险。

合规风险监测,有助于医院及时发现采购业务活动实施过程中可能出现的合规风险,并进行事中和事后控制。合规风险监测的作用不仅能早发现、早控制采购合规风险,更重要的是通过医院各部门参与的风险监测能提高合规风险控制的有效性,培育健康向上的合规文化氛围。合规风险监测不仅要关注采购业务中的结果性、指标性风险,同时还需要关注采购管理活动的程序性、可操作性过程风险。

三、合规风险的预警

管理部门通过审查合规报告、合规调查、合规咨询、受理客户投诉等多种方式,对已经被识别的合规风险点进行收集和归类。同时,要根据风险点的形成原因,分析和查找风险源,作出书面的、概要的风险管理方案,并从中选择典型的合规风险事例进行发布、预警。

有下列情形之一的,管理部门应当适时作出合规风险预警。

(1)统计结论显示,发生频率较高的合规风险;

(2)已经发生了重大合规风险事件的管理环节或业务领域;

(3)因为管理制度体系的不足,或者制度执行效果的偏差,可能会发生重大合规风险事件的管理环节或业务领域;

(4)法律法规、地方规章和外部监管规则发生变动,可能给医院带来的新合规风险。

合规风险预警的方式,可以是合规培训、合规讲座,也可以是《合规风险报告书》《合规风险预警信息》等书面形式。

为最大限度地避免风险预警方式不恰当给医院带来新的风险,未经医院管理层许可,对重大合规风险信息、使用了重大违规案例作为风险材料或涉及商业秘密或个人隐私的;以及其他可能会对医院产生不利影响的风险,管理部门不得自行发布用作预警。以上风险信息经许可发布前,任何人均不得擅自将之泄露给医院以外的人员或单位。

另外,医院管理部门根据情况需要,可以向医院所有职能部门和业务机构发布合规风险信息进行预警,如果是选择特定的部门、机构、人员实施预警的,合规风险管理部门应当作出明确的说明。在各部门或机构收到合规预警信息后,其负责人应当根据医院管理部门确定的预警对象范围,传达预警信息和组织学习。

四、合规风险的应对和检查

风险应对主要指两个方面,一方面是指医院对风险监测发现的风险应对,一般以调整实施方案为主,确保后续执行合规性;另一方面是对风险检查发现的风险应对,一般以事后补救、明确责任为主。风险应对是一种灵活性应对,在应对过程中针对不同的风险发生时间、风险事件等情况灵活应对,保证风险应对措施的可行性。

合规风险检查包括检查方案,检查中发现的合规风险、问题及整改情况,合规风险管理工作中存在的困难、问题、改进措施及其建议,合规培训、教育情况等事项。检查时应关注合规风险来源,合规风险的性质,合规风险事项发生的时间、地点、岗位、发生经过,可能或已经形成的风险、不良影响或损失程度,是否已经采取措施或后续措施等内容。一般来讲,医院合规管理部门的检查职责如下。

(1)负责组织、指导、协调、开展医院范围内的合规风险检查工作。原则上每年应开展一次,内容包括合规风险类别、风险生成原因、风险度、违规事件的整改效果、风险管理体系的不足等,并制作《合规风险检查报告》,经合规风险管理负责人审核,该文件可以在相关部门之间交流。

(2)独立地或与协作管理部门共同对特定经营管理活动的合规性进行监督检查。

(3)对在合规检查中发现的合规风险,应当向有关部门发出《合规督查意见书》,有关部门应当根据《合规督查意见书》中的要求予以整改和回复。

(4)对在合规检查中发现的重大合规风险问题,应当及时向分管院长汇报并提交《合规风险报告书》。对涉及专业性较强或与其他部门职责交叉的事项,经批准后可以与其他相关部门联合调查或委托外部机构调查。

(5)在合规检查中发现有关单位或人员应当承担违规责任的,应按规定进行处理。

第
三
章

医院采购决策合规风险管理

采购需求是采购工作的源头，往往也是采购风险的始发地。很多医院在采购方面都实行采购预算机制，坚持"无预算不采购"的基本原则，从源头控制采购，保证采购决策整体的稳定性。但是，具体到采购全流程之中，采购决策体现在需求、论证、执行、档案等各个环节，本章将从采购全流程出发，对核心环节的决策合规进行说明。

第一节　采购预算合规风险管理

　　传统的采购部门被定义为服务部门,形式上多为被动接收采购需求,从而编制预算,而采购合规管理要求采购部门主动管理采购需求,科学判断预算合理性。目前各医院在采购预算认知和管理上存在差异,有些医院粗暴施行"成本控制",对于超出预算范围的采购支出直接扣减,并在此预算基础上形成采购计划。但这种方式不符合采购合规管理要求,实行过程中也面临较大的预算调整可能。从合规管理出发,采购管理部门一定要区分"需要"和"想要",判断各个部门、科室需求的合理性、指标的科学性以及需求与医院发展战略的贴合性等,在此基础上编制采购预算,充分发挥预算的统领作用,打好采购合规的基础。

一、采购预算现状及存在的风险

　　采购预算是指医院通过预算来控制各部门采购经营活动的行为。2020～2021年,《公立医院内部控制管理办法》《公立医院全面预算管理制度实施办法》《公立医院成本核算规范》等规定陆续出台,要求医院将内部控制、全面预算等作为加强运营管理的重要手段,以防范风险、提高管理水平。

　　目前采购预算管理一般包含事前管理、事中管理、事后管理三个主要环节,目的在于全流程规范医院采购行为。很多医院设立了预算的决策、管理及执行机构。预算决策机构的主要职能在于预算编制启动、审定、调整并审批;预算管理机构的主要职能在于预算的下发使用管控、调整及分析;预算执行机构的主要职能即执行前述预算指令内容。在事后管理中主要由医院承担监察审计职能的部门进行考核评价。但是由于预算管理职能部门与预算报送部门之间缺乏良好的沟通机制,预算管理职能部门在预算管理中统筹作用发挥不足。如在采购预算事前管理中,预算管理职能部门要做的是理解需求的真实场景,站在整体利益最优的角度,主动识别分析管理需求,科学评判预算事项,预判管控风险,通过预算管理为医院创造价值。然而现实中,预算管理部门仅负责需求汇总和资金分配,并未深入分析采购需求的合理性;同时采购需求部门也往往认为自身的需求都是正当合理的,缺乏对部门预算的深入研究,不能及时发现问题,不会就预算发起主动汇报与沟通。这种工作沟通机制,预算精准度较低,易导致预算管控问题发生。

目前采购预算管理的风险主要集中在两个方面,一是预算管理意识薄弱,多数医院并未将预算控制作为采购合规管理的重点,更多的精力放在了预算执行和采购实施上面。实践中的预算编制不能体现实际需求的情况较为常见,如遗漏某些项目或者编制出来的预算无法实际执行。究其原因,主要是需求科室在繁重的医疗工作之外根本没有认真思考业务发展和采购需求,而做预算的工作人员又由预算调整兜底,对于需求申报和预算编制存在侥幸心理。

二是部分预算编制人员缺乏相应的市场调研及询价分析能力,对各类采购项目、临床技术的具体规定和要求,甚至对《预算法》及本地的预算规定都不够了解,因此不能及时判断需求的合理性与科学性,也无法判断预算整体的科学性和合理性,导致预算执行中预算差错、超预算、临时变更预算等情况发生。

实现采购合规管理,必然要求高质量的采购预算管理。采购预算应当站在客观的立场上,真实、准确、全面地反映医院年度内的采购活动计划,涵盖医院采购所需资金规模、经济分类的支出计划等,符合医院的战略发展目标。

二、采购预算管理的合规改进措施

一是增强采购预算管理意识,充分认识预算管理的重要性。医院应当从合规采购的角度加强编制人员培训,强调医院采购预算编制的重要性,宣贯编报工作的有关政策、规则、程序和方法,帮助其正确领会编制预算的有关要求,正视预算编制中出现的各类问题。

二是实施采购预算精细化管理。首先在编制采购预算的部门管理上要分工明确、岗位设置科学,审议的流程畅通高效;其次在部门协同上,要建立预算编制部门与其他业务部门及行政职能部门的沟通机制,保证信息畅通和信息共享;最后在采购预算的内容上,加强市场调研和医院之间的横向比较,并对往年预算及预算执行情况进行参考,提高临床科室、业务部门的参与度,利用会计工具进行科学的数据分析,从经济和财务的角度为医院预算编制部门提供参考,明确各方责任和权利义务。

三是对预算执行进行严格管理和监督。医院的收入与支出水平的高低与采购预算的执行有很大关系,因此需要对采购预算的审批流程和收支环节进行严格把关,如果在执行过程中发现预算不合理需要增减预算或改变其他预算内容的,应严格审查并深究原因,必须根据院内制度的规定进行严格的调整并获得审批通过。此外,最好将预算的指标及权责划分明确地下达各个科室和人员,对重大项目建立跟踪机制。

四是对预算编制和执行等采购预算全流程进行考核和总结。设计合理完善的考核制度,只有对问题进行总结,并将其宣传至各个部门,才能在下一次的预算编制、管理和执行中对问题加以改进,促使整个采购预算流程的不断完善及合规。

五是采购预算管理的信息化建设。如今是一个信息化社会,医院应当加强内部信息系统建设,将采购预算的各流程进行信息化,达成一个闭环的管理效果,使采购预算能达到科学编制、全过程透明管理及高效率执行,并且最终能根据信息系统的各个环节的梳理,更为简便地梳理出存在的问题及针对特定环节的解决方案,使医院的资金支出能更加透明、高效、科学。

第二节　采购论证合规风险管理

在医院,采购论证环节显得格外重要。一方面,医院实行严格的费用预算控制,对各类采购需求并不能完全满足,需要结合医院的战略规划进行采购论证;另一方面,医院采购大多涉及专业化要求,需要通过采购论证评判相关的指标要求、参数设置是否符合实际需求,同时还要在论证中审核是否存在变相指定品牌、厂商等违规情形。采购内容难以标准化、明确细化时,采购的前期论证环节就成为必需。

一、采购论证现状及存在的风险

采购论证是防范采购需求环节违规行为的一种措施。医院采购论证主要分为三个环节,即论证需求的提出、论证工作的进行及论证结果的确定和公示,主要内容包括:(1)论证需求的提出:各业务和行政职能科室都是提出采购需求论证的主体,各部门针对工作的需要提出需求,经申请人(部门)归纳总结,形成较为完善的需求方案,并根据医院的内部管理制度要求提请论证;(2)论证工作的进行:针对各科室和部门的需求进行详细论证,参与相关的论证会议人员包括但不限于提出需求的人员、管理人员、审批人员等,涉及技术性较高、参数较为复杂的需求内容,还应邀请相应专家参与,共同对采购需求内容的必要性、完备性、可执行性等方面进行论证;(3)论证结果的确定和公示:在论证通过后,要将论证结果进行公示,并确定一定的公示期限和意见反馈渠道,保证未参与论证的各类相关部门的知情权,避免出现需求矛盾或论证过程中没有考虑到的问题,因保密需要的除外。

根据实践经验,医院采购论证环节存在的风险主要在于:(1)对采购需求的具体参数及技术要求存在人为的不合理规定现象,导致采购需求论证基点公正性缺失。如除去某些人员因专业限制导致提出的需求存在缺陷外,某些医院的部门针对特定供应商制定符合该供应商要求的标准,并作为需求提出。(2)采购需求论证的专业性有所欠缺,不能达到科学论证的目的。特别是在专家参与论证的情况下,专家的技术水平、专业能力,甚至是职业道德,可能面临考验,毕竟很少有医院会建立各项目各类的采购需求专家论证库,相关专家的中立性无从考察,可能与供应商存在利益关系。由于医疗政策迭代很快,有些专家未能及时学习,存在对相关标准和法律规定认识不够深刻的可能,会导致对采购需求的论证流于形式,甚至增加时间及人力成本,影响采购实施。

二、采购论证合规管理的改进措施

针对上述实践过程中产生的采购论证的相关问题,结合实践经验和一些医院的典型案例,笔者提出以下一些采购论证合规过程中的改进建议及措施。

(1)制定院内相应采购论证管理制度,明确各科室、各部门的需求提出及论证职能,明确论证范围及论证程序的要求

例如,A医院规定各个业务科室在购置相应设备前需要填写《可行性报告》,并且先在科室和部门内部进行讨论论证,并将讨论内容整理成书面会议纪要,再形成正式的《可行性报告》提交院内论证,最后将论证内容按照院内采购论证管理制度的规定逐级报请审批,研究决定是否批准采购。论证的内容主要包括采购内容的必要性、要求和参数的科学性、安全性和后期维保的可行性、社会经济效益性等。一般来说,会针对不同的采购金额设置不同的采购论证程序,较低金额的采购项目可以不经简化审批直接进入采购流程,而采购金额较高或者影响范围较大的采购内容则不仅需要报院内领导层如党委常委会、院长办公会等审批,还要报地区卫生健康委员会和财政部门进行审批,最后,在各级论证审批均通过后,再行公示。

(2)针对具体的采购内容,在整体论证框架固定的情况下,就不同项目设置个性的采购论证程序

比如,针对采购新增的药品及新增医用耗材就可设置不同的采购论证程序。一般来说,采购新增药品要由临床科室首先进行讨论并形成会议纪要,该科室的负责人应该在汇总归纳后填写申请审批表,根据院内科室的设置与其他科室(如药剂科)审议,形成关于新药的讨论目录,然后经相关科室负责人和负责管理新药的委员会(如药物治疗委员会)论证审核,审核结果应在医院指定的公示地点进行公示,公示期满经审批通过后则可根据要求进行采购流程的推进;针对新增医用耗材,由相关临床科室首先进行市场调研及分析,然后组织对新增的医用耗材的品目、用途、购买的理由、同类产

品的比较、医保对于该类耗材的政策等进行讨论,形成会议纪要,并由科室的负责人签署审批表,进行汇总后再提交医院管理耗材的委员会进行审议,进而对新增的医用耗材进行论证,最后按程序报上级审批后组织采购。

此外,如果需要采购的设备、耗材等内容属于进口产品或者其他技术较为复杂的产品,则应该组织其他科室进行集体讨论,防范因认知限制造成的采购需求和实际不匹配的情形。

第三节　采购支付合规风险管理

采购必然涉及支付环节,而采购支付并非简单的付款流程,往往伴随着相应的决策。其一,采购支付是对此前采购执行情况的审核过程,对采购过程的合规性,以及采购后的交付情况进行审核。其二,医院实际支付时还受到财务状况的影响,首先是付款设置应当充分考虑内部财务审批管理要求,其次是涉及财政资金支付应当贴合财政资金拨付安排,避免违约支付。因此采购支付不是简单地付款,特别是在付款标准模糊,双方存在争议时,决策资金使用还需要衡量违约风险,后期履行风险,交付风险等。所以将采购支付纳入采购合规管理之中,也是采购合规管理的应有之义。

一、采购支付现状及存在的风险

采购支付通常包含两个环节,一是前期款项(通常是预付款)的支付,二是后期款项的支付。在这两个环节之间,涵盖采购的文件(招标、询价等类型)、中标(中选)通知书、采购合同、票据的合规管理,涉及各种资料之间的相符性、规范性和某些政府投资项目的政府资金支付时效性。

(一)前期款项支付中的合规风险问题

医院采购前期款项支付多涉及预付款支付,这个环节可以充分体现医院采购中的财务合规。财务部门通常要对采购环节的各项资料进行审核,以确认支付的款项是否符合法律法规规定以及合同的相关约定,具体审核的材料包括但不限于采购预算、审批表、招采文件、中标(中选)通知书、采购合同、法律审查意见等,财务部门的审查重点在于,对上述资料间的相符性、关联性、完整性、合法合规性、时间和审批流程的合理性、相关部门负责人的签字同意情况、公示后的反馈意见等。由于上述材料较多,对财务部门的审核提出了较高的要求,常常会发生遗漏某些环节的材料,未审核完整便批准支付的问题。

如某医院在一次采购合同中明确约定供应商先行支付票据,采购人才付款,那么财务部门在款项支付审核时就应将票据审查作为重点,但财务人员却遗漏了对票据的审核,支付后供应商方面因公司主体、财务税务等存在问题,被法院强制执行,也无法再补开发票,给医院造成了不小的麻烦;此外,有的项目属于政府专项资金支持项目,财务部门还需从政府下发的专项资金收支的要求和规定按照时间节点(如有的财政专项资金需要在拨付当年度内使用)进行审核,业务部门有时会忘记该时间点,如果财务部门也没有进行提示,那么该些专项资金就不能按期支付出去,会给医院下次申请财政拨付带来不利的影响。

各地对预付款的支付在特殊时期也会有特别的规定,如成都市 2021 年发布的《成都市财政局关于进一步优化营商环境促进政府采购提质增效的通知》中对政府采购项目中预付款的支付就进行了规定:"加大预付款支付比例。适合支付预付款的项目,采购人应当在采购合同中约定支付预付款,预付款比例原则上不低于采购合同金额的30%。中标、成交供应商为中小企业的,采购人支付预付款的比例原则上不低于采购合同金额的40%。对于资信状况良好、履约能力较强的中标、成交供应商,可进一步提高预付款比例。"在此规定下,公立医院的财务部门在审查预付款支付的过程中,特别是对合同的审核中,应特别注意约定的比例是否符合规定,实践中,很多医院的相关审核部门并未及时了解新的政策,导致在支付后才发现违规,被供应商举报,导致医院受到主管部门训诫或处罚。

(二)后期款项支付中的合规风险问题

后期款项支付通常包括分期付款中的进度款支付和验收合格质保期满后的质保金的支付。进度款支付参照上述第(一)点中所述的前期款项支付的审查合规要求进行审查,根据合同中约定的进度款支付条件审批支付,合同中一般规定了各分期进度款付款的条件,如设备到货率、完成节点等,这些环节均需要一定材料作为支撑,财务部门应就这些合同的约定结合合同执行进度,对各个环节的书面资料进行审核,各项环节所需资料均齐备后进行支付,但实践中业务部门提交的支付申请材料中经常遗漏一些关键进度材料,如果财务部门对业务不熟悉,审核不够严谨就直接支付了,那么后期如果与供应商发生纠纷,则可能缺少相应的证据材料支持,给医院带来不利影响。

此外,在设备、耗材或建设项目验收合格后,财务部门需要对质保金等后期款项的支付进行把控和监督。实践中的问题,在质保期中出现了质量问题,业务部门还未对相关问题了解清楚,如处罚供应商后对质保金扣款产生的纠纷还未处理完毕,就提请了质保金支付申请,如果财务部门直接审批支付了,那么后续可能与供应商发生争议,我们再想从供应商手中拿回本应该扣下不予支付的款项就将付出更多的时间和成本。

需要注意的是,各地政策对无论是履约保证金还是质量保证金等不同形式的保证金的支付,在不同时期也会有不同的规定,如第(一)点所述,我们注意到很多医院没有及时获取相关文件,仍然按照旧的规定执行,如果合同顺利执行完毕还好,若因违规遭到举报则会给医院带来不利的影响甚至较大损失。2021 年成都市发布的《成都市财政局关于进一步优化营商环境促进政府采购提质增效的通知》中就对政府采购过程中保证金的收取和支付进行了规定和限制,其中规定:"采购人不得要求供应商接受不合理的付款方式、期限、条件和违约责任等交易条件,不得约定以审计作为支付供应商款项的条件以及验收合格后分期付款和违规预留质量保证金"。"不得收取没有法律法规依据的保证金,全面停止收取投标(响应)保证金。鼓励少收、免收履约保证金,货物项目履约保证金比例原则上不超过采购合同金额的 5% ,严禁将履约保证金限定为现金形式,应当允许供应商自主选择以支票、汇票、本票、保函等非现金形式提交。收取履约保证金的,应当在采购文件中明确履约保证金退还的方式、时间、条件和不予退还的情形,并明确逾期退还履约保证金的违约责任,履约保证金原则上应当在采购项目验收合格后 10 日内退还供应商。"因此,在上述规定的制约下,特别是公立医院的财务部门,需要严格审查合同中履约保证金和质保金收支的约定支付是否符合上述规定,实践中,部分医院没有按照上述规定收取履约保证金或者收取没有法律法规依据的其他保证金,有些是业务部门不知晓上述规定,提交财务部门时才发现,财务部门需要将合同返回业务部门进行更改完善,这样就会耽误采购进度和时间。

二、采购支付合规管理的改进措施

针对上述采购支付环节中的相应合规问题,医院特别是医院的财务部门要做到合规审查和管理,需对各环节加强审查和监督,如加强对合同的审查审计,对各类采购共有的问题进行归纳整改,对特定采购问题进行个性化管理和解决。

针对采购合同,需要对合同的合法性、合理性和完整性进行审查,从支付依据上保证合规。如审查合同约定的预付款金额比例是否足够、是否过多? 如果是政府采购并签订了补充合同,补充合同的金额是否超过原合同金额的10%？是否约定收到供应商的票据后才支付,如是那么票据是否已经交付给医院？签订的合同是否符合时间期限的要求(如招投标的项目,中标通知书发出之日起30日内签订合同),在合同的执行过程中,是否按照招标文件和合同约定的各项技术参数、交货期限、验收条件进行了执行并记录在案等,财务部门和其他相关部门要注意审查上述环节的各类佐证文件,以确保支付有法可依、符合规范。

对医院的支出制度进行完善。医院应制定合理的支出管理制度,对经费的分类进行科学划分,各个专项需设立不同的专项支付规定和账目;此外,各个支付环节最好保持独立性,如支付的申请、支付的审批、具体经办和款项支付的执行都应由不同部门进行负责;政府或者上级部门拨付的专款专用的资金,应专设账目,专款专用,做好记录,及时上报。

考虑到采购支付的应付与可付之间的矛盾,应当设置相应的决策机制。若相关支付决策没有足够的专业支撑,则管理层对支付款项完全凭借自身的经验判断,很容易给医院造成相应的违约风险,甚至影响医院的声誉。支付受到了主观和客观因素的相互制约,其中,医院的支付能力、采购发票、供应商的资本运转能力等方面对支付产生的影响因素最大,故应当加强支付决策管理。科学决策需要有法务人员对相关合同违约责任进行判断,也需要对供应商本身合作意愿、合作基础、资金实力等因素进行判断,甚至采购交付过程中市场、经济形势变化都应当纳入其中予以考虑。

第四节　采购档案合规风险管理

采购档案管理是采购中容易被忽视的环节,相关的采购信息最终都将以档案形式存在。很多医院对此仅是作为一个资料保管,并未发挥采购档案的作用,导致经验没有及时地总结,教训没有及时地吸取,采购档案没有发挥对采购业务管理提升的作用。采购合规管理是一个长效管理体系,其中合规风险的发现、风险长效管控机制的建立等都依赖于档案材料的分析及总结,在采购合规管理背景下,应进一步提升采购档案的管理效率和利用效率。

一、采购档案管理现状及合规风险

医院特别是公立医院,采购从采购预算的编制开始,以采购档案的归档为终点,医院采购档案管理一般包括收集、编排、记录、归档、销毁,档案的内容包括采购开始的准备资料、申请资料、论证内容、审批资料、招采文件及执行过程中的进度资料、后期维保资料等。

实践中因人员配置或工作安排等原因,某些医院并未在采购业务执行完成之后,及时对相关材料和流程进行统一归纳管理。因为采购事项常常涉及多个业务部门,各种材料纷繁复杂,如果在采购业务全部结束后再去收集,难免会因为时间跨度过长、人员过于分散,造成相关资料难以收集。有很多材料会留存在财务凭证中作为支付审批单的附件材料,还有一部分材料直接留在业务部门的相关经办人员手中,时间长了可能会造成上述文本资料的丢失,如果后期与供应商发生争议,难以及时找齐所有资料。同时,由于没有对相关文件和材料进行统一归档管理,那么对采购的复盘与评估也可能无法落到实处,不利于各项采购工作的总结和采购效率的提高。在需要调用历史资料时,医院不得不增加人员,投入大量时间成本,造成人力、物力浪费,同时在某些争议解决中可能因时效问题招致损失。

实践中,由于采购档案未能保存齐全,导致医院在与供应商的诉讼中因关键证据不能提供而败诉的案例不在少数。笔者亲历的一个案例就是:中标供应商承建了医院的部分房屋的装修改造工作,其在质保期间,因为经常不能按照合同约定时间处理相关房屋的质量问题,医院给予了其相应处罚,主要是一些罚款。由于罚款金额在合同中并没有具体约定,医院在处置时,单独对其出具了处罚的通知,承包方的负责人接受了通知并且在通知单上写了认可相应处罚,并同意医院寻找第三方修复后相关费用由其承担的书面承诺。在医院寻找的第三方将房屋修复完成后,医院在对相关修复金额确认后先行支付给第三方。质保期满后,承包方向医院提出了支付质保金的申请,并不同意医院将支付给第三方的金额及相应罚款扣除,后因与医院达不成一致意见将医院诉至法院。医院在整理证据材料时,发现当时发给承包方的处罚通知单不见了。经手房屋修复项目的员工均记得有该罚款事项的通知单,但无法提供,使医院在后续诉讼中的举证非常不利。即使法院认定承包方存在一定的过错,由于合同中未约定在承包方没有按约进行修复的时候,受到什么具体的处罚以及第三方维修的金额是否由承包方承担。最终由于采购档案保管不力,缺乏书面的证据材料支撑,法院判决可以从质保金中扣除的金额远少于医院因维修支出的金额,对承包方的罚款更是没有被支持,医院由此承受了较大的损失,相关责任人也被问责。

虽然当下医院已基本建立了采购档案管理体系,但大多也仅进行了简单的资料汇总,并未让档案资料发挥更大的作用。资料一旦归档,就很少再进行梳理。合规管理要求从历史数据中归纳分析,并且形成常态化的机制。经验需要及时总结,以帮助形成长效的采购管理制度;教训也需要充分分析,对于成因认真研究,在制度、流程中寻求解决机制,同时风险成因也是合规培训中重要的素材。

二、采购档案合规管理的改进措施

根据实践经验,笔者提出以下采购档案合规改进建议及措施。

(一)要明确对合同的归口管理,建立具体的合同归口管理部门,该部门具体负责合同的归纳整理,保管存档。具体来说,包括但不限于以下几项:①将合同按照不同种类,如设备采购、耗材采购、建设工程等进行分类管理,并编号存档,对应到相应的责任人,进行卷宗的书写编排,做好合同台账的登记;②对合同履行各个环节涉及的资料,也要分门别类地放置、归档,发现重要材料遗漏的,应立即联系业务部门负责人,对相关材料进行补充,若遗失了,也应做相应记载,以便能对合同的执行情况全过程进行管控;③严格审查合同的出借、复印制度,比如涉及司法程序,需要借阅相关合同的,应及时做好登记,在案件办理完毕后,应督促相关借用人及时返还并填写收据,上述资料均应建立专门的台账进行管理,避免因记录混乱造成的重要资料遗失;④合同的保管期限有所不同,有些重要合同或特别种类的合同应当无限期保存,有些是有保存期限的,在合同保管期限到期后,要根据医院档案管理的要求进行登记后方能销毁。

(二)建立采购档案清单制度,针对采购类别的不同,制定较为明确的档案清单,以便档案管理人员在进行档案管理的时候有据可循。比如,在采购前期准备过程中需要有采购预算、审批文件、公告公示、向上级部门报批的手续和审批表;在公开招采过程中产生的招标(询价)公告、中标(中选)通知书、中标结果及公示内容、代理机构的工作记录、质疑内容的回复等;项目中标后的采购合同、货物交接记录、工程过程清单、验收材料、收到的投诉材料、处理结果、后期维保记录、罚款记录等。

(三)加强信息化建设,现在是一个数字时代、信息时代,对于流程烦琐、涉及部门过多的医院,通过信息化建设能减少采购档案整理的人力成本和时间成本,在信息系统中建立采购模块,并建立不同分支,比如需求提出模块,每个部门都可以直接接入该模块,并在有需求时直接在信息系统中提出,然后进入论证审批模块,论证通过后上传等待审批,审批人员也都在每一个环节直接进入信息系统,在系统中直接进行沟通、审批或驳回;之后进入招采模块,上传招采文件;再就是执行系统模块,相关科室或业务部门负责人对执行情况进行记录,每个重要环节都要录入,比如设备交接和验收等,特别是涉及款项支付的,应上传相应合同对应的支付凭证,最后,业务部门人员对后期维保情况进行相应记录,最终,直到采购项目全部结束,合同终止,权利义务结清。按照上述方式对采购全过程进行信息系统记录,将便于按照法律规定进行公开,实施“阳光采购”,接受各方监督,也便于相关人员提出意见,最终的档案归纳整理也会非常便捷,只需要在系统中对相关模块进行整合即可,在节省人力、物力的同时,还可以提高医院的采购决策效率和水平。

第
四
章

医院采购运营合规风险管理

　　医院采购运营一般包括提出采购要求、制订采购计划、寻找供应商、签订合同、交货验收、库存管理等流程。很多医院在发展过程中，需要考虑的采购风险越来越多，由于缺乏科学的合规管理设计，且未合理地增加控制环节，导致流程过于冗长。同时由于各医院风险偏好不同，对于流程控制的需求也不尽相同，因此针对不同医院的采购流程需要有差异化设计。

第一节　从立项到验收：医院采购流程合规风险管理

随着医疗卫生体制改革进程的加快,我国的卫生事业也迎来了高速发展时期,各级医院的采购种类及数量都在逐年增加,对医院把控采购风险的要求更是进一步提高。近年来,我国医疗机构不仅要受各级行政主管部门的严格管控,其日常运营工作也受财政、工商、税务、审计等部门的监督与管理,其中医院的采购工作更是各部门的重点监控对象。由于医院的采购内容包括各类行政用品、建筑工程、医疗设备设施、药品以及其他各类货物、服务,种类庞杂,特别是大型公立医院,采购体量非常可观,医院的采购流程从立项到验收都存在一定的风险。同时,医院采购具有范围广、环节多、频率高等特点,在变化万千的经济环境下,医院采购面临诸多的风险。对采购流程合规风险的管理是医院把控采购风险,实现高效、低耗、安全是采购管理的重中之重。

目前,我国医院采购流程从采购立项到采购项目的验收共涉及 8 个环节(如图 4 – 1 所示),笔者将从该 8 个环节浅析医院采购流程的合规风险管理。

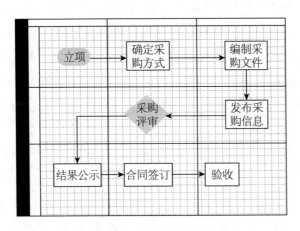

图 4 – 1　医院采购流程

一、立项环节的合规风险管理

采购立项,是指医院的需求部门向招采中心提出采购需求,招采中心审核通过后确定执行采购程序的过程。在采购立项阶段,采购的项目是医院需求部门根据科室的实际需求及发展需要提出的项目,需求部门在提出采购项目时,因部门限制无法从宏观的角度把控整个采购项目的规模,往往会存在需求不合理、超预算等问题,就会导致资源浪费等风险。因此在采购立项环节,医院的招采中心作为医院采购的专职部门,对各需求部门提出的采购项目,要从宏观的角度考虑该项目是否应当执行。如医院的某个科室因缺少打印机或者其他办公用品,经过需求论证后向招采中心提出采购需求,但是在其他科室存在该办公用品冗余情况,因部门限制或沟通问题未能发现可以通过内部调配解决,从而产生"假性"需求,此时招采中心就应当从宏观角度分析,判断是否为"假性"需求,若为"假性"需求,则应通过其他方式,如资源调配来解决需求部门问题,防止出现所立项目不合理从而导致资源浪费的情况。

二、采购方式确定环节的合规风险管理

医院包括公立医院这个特殊的主体,公立医院是指政府举办的纳入财政预算管理的医院,在我国是作为事业单位进行设置的,根据《政府采购法》的规定,"政府采购,是指各级国家机关、事业单位和团体组织,使用财政性资金采购依法制定的集中采购目录以内的或者采购限额标准以上的货物、工程和服务的行为。"实践中,医院的采购方式中又多涉及政府采购这一特殊的采购模式,因我国现行法律关于采购的法律规定多集中于政府采购事项的管控,因此本节笔者主要从政府采购角度浅析医院在确定采购方式这一环节的合规风险管理。

根据《政府采购法》的相关规定,政府采购方式主要包括公开招标、邀请招标、竞争性谈判、单一来源采购、询价5种方式,其中公开招标方式应当作为政府采购的主要采购方式。在确定具体采购方式时,首先要根据采购项目的金额确定其是属于政府采购项目还是院内采购项目,如确定属于政府采购范围,则要根据《政府采购法》的规定确定具体的采购方式,《政府采购法》明确规定了对于应当采用公开招标以及集中采购而未采用的相关法律责任,在具体的医院采购活动中,由于一部分采购人员不熟悉政府

采购相关法律法规的规定,可能会有适用采购方式不正确而导致医院遭受相关部门处罚的风险,且在部分采购活动中存在采购人片面地强调采购项目的特殊性和紧迫性而对政府采购配合度不够,或不按规定申请政府采购,或对同类型的项目进行化整为零从而规避政府采购的现象。

对于上述采购方式确定环节的风险,医院尤其是公立医院要建立完善的合规制度,进行外规内化完善采购方式确定的程序并对采购人员进行政府采购法律法规的培训。由于政府采购方式的确定涉及各省市不定期发布的政府集中采购目录及限额标准,因此各级医院还应当根据不定时变化的政府集中采购目录及限额标准不断完善内部制度从而保证医院采购内部制度的准确性与合规性。

三、采购文件编制环节的合规风险管理

医院采购的数量和种类繁多,因此在开展采购活动中,医院可能会将采购活动委托给第三方代理机构具体执行,在委托第三方代理机构时,往往是由医院向代理机构提供采购项目的参数,由代理机构完成采购文件的编制工作。无论是医院自行完成采购文件的编制还是委托代理机构完成,医院采购部门对该采购文件都应当结合相关法律法规以及医院采购的实际需求进行采购文件的审查。

根据现有大量的医院采购实践案例,归纳出采购文件编制环节主要有以下几种风险。

一是对供应商的资质要求、评审标准以及对货物参数设置等可能涉及以不合理条件对供应商实行差别待遇或者歧视待遇。《政府采购法》第 22 条规定了"采购人可以根据采购项目的特殊要求,规定供应商的特定条件,但不得以不合理的条件对供应商实行差别待遇或者歧视待遇"。且在《政府采购法实施条例》第 20 条中规定了差别待遇及歧视待遇的具体情形,因此在编制采购文件时,应当严格审查相关内容是否存在歧视及差别待遇的情形。例如,S 医院在采购叶酸的项目中,在评分标准中设置了"提供生产企业省级及以上高新技术企业证书的 3 分,须在有效期内,提供证书复印件加盖投标单位公章,未提供不得分",该条评分标准可能在一般的认知中,不会认为对供应商存在差别待遇或者歧视待遇,但是根据《高新技术企业认定管理办法》第 11 条规定:"(一)企业申请认定时需注册成立一年以上……(四)企业从事研发和相关技术创新活动的科技人员占企业当年职工总数的比例不低于 10% ;(五)企业近三个会计年度

的研究开发费用总额占同期销售收入总额的比例符合如下要求:1. 最近一年销售收入小于5000万元(含)的企业,比例不低于5%;2. 最近一年销售收入在5000万元至2亿元(含)的企业,比例不低于4%;3. 最近一年销售收入在2亿元以上的企业,比例不低于3%",以及《中小企业促进法》第43条第3款规定:"政府采购不得在企业股权结构、经营年限、经营规模和财务指标等方面对中小企业实行差别待遇",即上述对于企业属于高新技术企业时得分的评审标准是违反《政府采购法》相关规定的。在对货物参数设置方面,往往会出现在非单一来源的政府采购活动中,货物参数的设置指向特定供应商的现象,在这种情况下则极有可能会被其他供应商质疑并投诉到相关财政部门,从而导致采购项目被废止。

二是对采购项目的具体内容设置不明确、不完整,导致项目实际履行过程中发生争议。该条风险是采购文件编制中易出现的风险。例如,在某医院的物业服务采购活动中,因物业服务的每一个具体岗位可能需要多个服务人员,而医院在采购文件中对物业公司支付的金额设置时未具体明确是按照医院每个岗位固定计算还是按照实际提供人数计算,而且在投标活动及合同签订过程中双方也未对该问题进行澄清,导致后续合同履行过程中双方就服务费用产生了较大的争议。

针对上述几个采购文件编制环节的风险,在采购文件的编制与审查过程中,采购人可以采取以下几个措施防止相关风险的出现。

首先,选择高质量的代理机构执行相关采购活动。责任心、执业水平以及工作人员的素质是采购人选择采购代理机构的基本标准。高质量的代理机构在代理采购项目过程中,不仅要熟悉相关项目,而且还需要准确地把握政府采购的政策法规,并能够及时准确地向采购人指出其所提供的供应商资质、采购需求、评审方法相关内容中不符合现行法律法规的问题,并提出合理化的建议,而不是简单地将相关内容套入对应采购项目的模板。从大量医院采购的实践案例中可以得知,相关监管部门绝不会因为医院将相关采购项目委托给第三方代理机构执行就免除或减轻对医院的处罚。因此高质量代理机构的选择也是采购活动成功进行的关键。

其次,医院的采购人员要不断地提升自身的综合能力。医院的采购部门是负责医院采购活动的核心部门,从采购活动的立项到采购活动的验收,采购部门都参与其中,采购部门是连接需求部门、代理机构以及供应商的桥梁,在采购文件的编制上,采购部门也发挥着不可忽视的作用。因此,在医院的采购活动中,采购人员不仅对现有的相关采购政策要充分了解和熟悉,对于国家层面、相关监管部门出台的政策要及时地学习,同时还应当对医院内日常采购的相关货物及服务内容等方面的知识熟悉和了解,并能从医院每次采购活动中总结相关经验及教训,只有这样才能保证采购人员在对采购文件进行编制或者审查时能够敏锐地察觉到采购文件中出现的问题。

四、发布采购信息环节的合规风险管理

根据《政府采购法实施条例》的相关规定,该环节的风险主要涉及以下几个方面。

一是采购信息是否发布在指定平台。政府采购项目信息应当在省级以上人民政府财政部门指定的媒体上发布。采购项目预算金额达到国务院财政部门规定标准的,政府采购项目的信息应当在国务院财政指定的媒体上发布。采购人或者采购代理机构对供应商进行资格预审的,资格预审公告应当在省级以上人民政府财政部门指定的媒体上发布。

二是发布资格预审的具体内容是否符合实施条例的要求。资格预审公告应当包括采购人和采购项目名称、采购需求、对供应商的资格要求以及供应商提交资格预审申请文件的时间和地点。提交资格预审申请文件的时间自公告发布之日起不得少于5个工作日。

针对以上风险点,采购人员要熟悉相关法律法规的规定以防止采购信息发布的平台、具体内容违反相关规定。

五、采购评审环节的合规风险管理

采购评审是医院采购活动中确定中标供应商的最后一个也是最关键的环节,更是较容易出现廉洁风险的环节,因此对于采购评审环节风险的把控,是医院采购活动顺利进行的关键。《政府采购货物和服务招标投标管理办法》第45~67条对评标工作的组织、评审专家资格、评审专家抽取、评审委员会职责、评标办法和程序、评标工作保密以及无效标和废标的认定等问题都进行了明确的规定,在各地的相关政策中也对采购评审工作制定了相应的政策,因此医院采购活动中的评审环节应当在相关法律法规的范围内,严格按照相关流程执行。

(一)评审过程中易出现的相关合规风险点

一是评审规则与项目自身的匹配度不高。该风险常见于一些技术性较强(如医院

运营软件)的项目中,由于医院的采购部门以及代理机构缺乏相应的技术性人员,导致在采购文件中关于评审规则的设定与采购项目的实际需求较难适应。如在医疗设备采购项目中,对于评审规则的设定,多将进口、国产作为评审标准,或者是将资格认证与否作为评审标准,抑或以该医疗设备的一项或者几项独特性固定参数作为评审标准。这些问题主要体现为"形式主义"、倾向性明显,而供应商在响应此类采购文件时,多是表面响应且投非所需。究其根本,医院的采购部门及代理机构存在对项目特点、业务技能掌握不够,出现"买方不懂,卖方懂"的问题。虽然医院进行采购是想通过设置各项条件、规则满足需求,但是从采购人员到代理机构可能并不很清楚实现这些功能的技术环节,更不清楚这些功能质量保障的关键参数的要求,反而会造成倾向性明显的合规风险。特别是在非招标采购和预算较少的项目中,医院的采购人员可能出于成本的考虑,不会聘请外部专家或者机构制定评审参数及规则,导致评审环节很难实现对项目质量的把关。以上现象最终可能会导致项目评审流于形式,甚至为一些违法违规的行为提供"温床"。

二是评审规则的履职风险。医院采购的评审专家一般来自政府采购专家库、行业协会专家库、招标代理及机构专家库、医院自建的专家库。在《评标专家和评标专家库管理暂行办法》中对专家库的入库标准和管理标准提出了详细的要求,允许代理机构建立专家库且规定政府投资项目的评标专家必须从政府或者政府有关部门组建的评标专家库中抽取。其中,非招标项目的评审虽然可以由医院自行组织,但是也会因不规范的专家库、专家履职质量的缺陷而对采购项目的评审产生一系列风险。如专家不按评审规则进行评审或者不遵守评审活动相关规定等都会对评审结果的合法、合规性产生一定的影响,甚至会出现采购项目的廉洁风险;同时,由于医院和评审专家之间缺少合同的约束,且非招标项目的评审缺少相关强制性规定,同时对专家履职瑕疵存在较难举证的现象,虽然理论上可以进行追责,但在实际操作中存在较大的难度。

(二)针对医院采购评审合规风险点的防范措施

一是医院在开展相关采购活动时,应当提前、充分考虑采购成本和时间进度的要求,可视情况聘请专业机构参与到采购文件的编制中,同时应当加强医院对专业技术人员的设置或对项目的管理、经办人员的专业技术知识学习,保证能对项目真正所需要的各项关键参数设置评审标准。

二是医院应当建立对评审专家的权责协议管理机制。一方面,在非招标项目中建立对外聘专家的协议管理机制,即在评审现场与专家签订合同、承诺书等,特别要在合同中明确评审专家的权限、评审要求、违约责任等内容;另一方面,医院应当在与代理机构签订的代理合同中明确对评审专家的管理方式以及代理机构在其中应当承担的责任。

六、结果公示环节的合规风险管理

该环节的风险与上述采购信息公示的风险具有很大程度的相似性,根据《政府采购法实施条例》,该环节的风险点主要体现在以下两个方面。

一是政府采购的结果是否在指定期限内公布在指定的平台。根据《政府采购法实施条例》的规定,医院以及医院委托的采购代理机构应当自中标、成交供应商确定之日起 2 个工作日内在省级以上人民政府财政部门指定的媒体上公告中标、成交结果。

二是公示的内容是否符合相关法律的规定。根据《政府采购法实施条例》的规定,招标文件、竞争性谈判文件、询价通知书随中标、成交结果同时公告。

中标、成交结果公告内容应当包括采购人和采购代理机构的名称、地址、联系方式,项目名称和项目编号,中标者或者成交供应商名称、地址和中标者或者成交金额,主要中标或者成交标的的名称、规格型号、数量、单价、服务要求以及评审专家名单。

对以上结果公示环节合规风险的防范,采购人员要熟悉相关法律法规内容,在对公示结果进行严格审查的同时注意在指定期限内将相关中标、成交结果发布在指定的平台上。

七、合同签订环节的合规风险管理

采购合同的签订是医院启动采购流程后经过前期的一系列货物及供应商筛选工作后,最终将采购内容及供货主体进行书面明确的环节。这一环节的主要风险点包括以下几个方面。

一是是否在指定时间内完成合同的签订。根据《政府采购法》的相关规定,医院与中标、成交供应商应当在中标、成交通知书发出之日起 30 日内签订政府采购合同。

二是签订合同的内容是否与采购文件的内容一致。根据《政府采购法》的相关规定,医院应当按照采购文件的内容与中标、成交供应商签订合同。

三是是否将采购合同在指定时间、指定平台上进行公示。根据《政府采购法实施条例》的相关规定，医院应当自政府采购合同签订之日起 2 个工作日内，将政府采购合同在省级以上人民政府财政部门指定的媒体上公告，但政府采购合同中涉及国家秘密、商业秘密的内容除外。

针对上述风险，公立医院的采购人员应当熟悉相关法律法规对政府采购项目合同签订程序的规制，同时完善合同签订相关流程，将外规进行内化便于医院相关部门在签订合同时可以直接参照内部制度完成相关流程。非公立医院在签订采购合同时，具体参照《民法典》合同编中的相关内容并结合实际采购的内容对合同的合法性进行审查。

八、验收环节的合规风险管理

验收环节是医院整个采购流程中的终端环节，因此验收环节是检验整个采购是否顺利完成的重要一步，由于验收是对整个项目完成质量的检验，因此对于验收环节合规风险的管理是维护医院合法利益，提升项目履行质量的重要手段。验收环节的风险多出现在医院验收人员将验收流于形式化，大多只确认提供货物、服务与需求货物、服务一致便签字确认合格，却忽略了对整个项目完成质量的把关。在笔者接触的一个案例中，医院根据需求采购了某款软件，供应商完成了软件的安装、调试、试运行后通知医院采购部门和需求部门进行验收，需求部门和采购部门在验收后都在验收单上签署了验收合格，但是在正式投入使用后该软件漏洞百出，根本无法满足需求部门的使用需求，经追溯时发现，需求部门和采购部门在验收时未严格按照采购文件及合同中关于软件功能的内容进行一一验收，仅对软件是否安装在指定位置，以及是否在指定时间内安装完成等形式化内容进行了验收；同时，由于软件专业性较高的原因，需求部门和采购部门无法也不能实质性地进行验收，只能在后续具体应用相关软件时发现问题，而此时软件的验收工作已经完成，整个软件进入了售后服务阶段，医院只能通过多次要求供应商修复故障的手段保证软件的正常运行，这样不仅达不到购买该软件的目的，也降低了医院运营管理效率。

在验收活动中，一方面，医院相关参与验收的部门要严格按照采购文件及合同约定的内容进行验收；另一方面，在采购相关专业性设备或软件等物资时，医院要储备相关专业的技术性人才或者在验收时聘请相关的专业机构参与验收，以避免验收流于形式而出现供应商以次充好损害医院利益的情形。

第二节　招标代理合规风险管理

从招标准备到中标,风险伴随始终,不仅有成本风险、质量风险、舞弊风险等管理风险,还有合规风险。如果操作不合规,很有可能造成招标无效、中标无效、串标等后果,影响招标项目的进度,还可能带来经济损失。

根据《招标投标法》的相关规定,招标人有权自行选择招标代理机构,委托其办理招标事宜,即在采购人以招标方式进行采购时可以委托代理机构办理相关的采购事宜,而委托代理机构进行相关采购事宜则涉及招标代理的相关合规风险,笔者根据查阅的大量文献结合相关实践经验以及上述招标流程的相关内容,总结出以下几类招标代理的合规风险及防范措施。

一、招标文件的内容违反法律法规的相关规定

采购人将招标工作委托给招标代理机构后,代理机构根据采购人的需求进行招标文件的编制,可能出现招标代理机构对具体项目涉及的法律法规不熟悉导致采购内容的具体参数明显违背相关法律法规及政策文件,或者招标文件内容含有倾向性、排斥性内容,或者以不合理条件对供应商实行差别或歧视待遇的情况,因此招标代理机构编制相关文件后要由采购人的招标部门及法务部门对具体条款进行审查,防止在进入正式招标流程后出现上述违反法律法规的情形使整个招标项目最终走向失败。招标文件违反法律法规主要有以下两种情形。

第一种情形是在招标文件内容设置时对项目相关的政策文件不了解,导致违反了相关法律法规及政策文件。例如,A 医院新院区在采购家具时采用了招标采购的方式,在经过评审后确定 B 公司为中标单位,但是在合同签订过程中,A 医院的审计部门发现省级政府部门发布了关于事业单位采购行政家具的限额标准相关政策文件,而 B 公司中标的行政家具价格大多超过了上述限额标准,导致合同无法继续签署。因此在

招标文件的设置过程中,招标代理公司以及医院的招标部门都应当了解项目有关的政策文件,防止招标内容的设置不符合相关规定从而导致招标无法顺利完成。

第二种情形多表现为招标文件的内容明显违反《政府采购法》《政府采购法实施条例》等法律法规的规定,这种情形多出现在对供应商资质条件以及评分标准的设置上。《政府采购法》第 22 条第 2 款规定:"采购人可以根据采购项目的特殊要求,规定供应商的特定条件,但不得以不合理的条件对供应商实行差别待遇或者歧视待遇。"《政府采购法实施条例》第 20 条规定:"采购人或者采购代理机构有下列情形之一的,属于以不合理的条件对供应商实行差别待遇或者歧视待遇:(一)就同一采购项目向供应商提供有差别的项目信息;(二)设定的资格、技术、商务条件与采购项目的具体特点和实际需要不相适应或者与合同履行无关;(三)采购需求中的技术、服务等要求指向特定供应商、特定产品;(四)以特定行政区域或者特定行业的业绩、奖项作为加分条件或者中标、成交条件;(五)对供应商采取不同的资格审查或者评审标准;(六)限定或者指定特定的专利、商标、品牌或者供应商;(七)非法限定供应商的所有制形式、组织形式或者所在地;(八)以其他不合理条件限制或者排斥潜在供应商。"

因此,针对上述招标代理过程中招标文件内容不符合法律法规及相关政策的风险,一方面,医院的采购人员应当熟悉相关法律法规及政策文件以便能够审核文件中的内容是否合规;另一方面,医院在代理机构的选择上应当注重选择较大且专业的代理机构,以保证有较为专业的代理人员编制招标文件,并能够在发现相关问题时及时告知医院进行修正,而不是使采购文件流于形式化而忽略了每个项目的特殊性。

二、招标代理的廉洁风险

在委托招标代理机构进行的采购活动中,采购人基于对代理机构的信任以及对相关招标事宜的不熟悉,往往在与招标代理机构签署代理合同后,将相关需求告知代理机构后对相关采购事宜放任不管,从发布采购公告到开展采购评审都由招标代理机构一手操办,在这个过程中,很容易出现代理机构与供应商串通损害医院利益的情形,最终导致医院以高额的价格采购了劣质的货物、服务或是工程。医院采购的项目多是为了给患者提供相关的医疗服务,如果劣质产品流入医院,则可能会影响医院提供医疗服务的质量,涉及药品等物资时甚至会影响患者的生命健康。

因此医院在采购活动中对外委托代理机构时,一方面,应当在代理合同中明确对代理机构行为的规制,约定在其出现相关违法违规行为时应当承担的违约责任,加大其损害医院利益的成本;另一方面,医院即使委托代理机构开展采购项目,应当全程参与采购的流程,同时对代理机构的行为进行监督,防止出现代理机构串通第三方的行为,最大限度地维护医院的合法利益。

三、举报机制

在采购实践中,串标与围标往往很少能主动发现,更多的是通过举报发现的。因此,医院应该健全招标投诉举报制度,提供举报渠道,鼓励对招标违规情况的举报。在招标工作结束后,也可以进行调查与回访,看是否有违规的线索。

第三节　供应商合规风险管理

供应商的合规风险就意味着采购的风险,故要将合规管理融入供应商的管理实践中,规范供应商行为,提高整个采购链条合规性。合规风险具有动态性,一般通过两种方式进行动态管理,即合规黑名单管理和合规等级管理。医院可以根据自身的实际情况,建立相应的供应商合规动态管理机制,并将合规情况与供应商的合作策略相结合。

一、医院采购中供应商管理现状

基于医院的特殊性,药品、医疗设备设施以及服务的采购,对供应商的各方面资质都具有较高的要求,且医院采购的物资是医院提供医疗服务的物质基础,如果因供应商问题造成相关采购物资及药品、货物出现质量问题,可能产生医患纠纷。实践中,由于相关法律法规和各医院采购的制度不完善,医院在选择供应商时,更多的是参考供应商本身提供的书面材料、自我介绍以及在对应市场的相关业绩。大部分医院供应商的选择大多来自推荐或者直接沿用以前的供应商,因此医院在选择供应商时,人为因素较大,缺乏科学的选择供应商的方法;同时,由于医院的需求部门及招采部门没有及时对供应商的供货价格及质量、综合能力等进行市场化的比较,且没有及时掌握供应商经营情况的各种信息,这给医院的采购带来了较大的风险。例如,某医院在采购布草洗涤及租赁服务时,对供应商的业绩以及其提供的相关材料进行考察并综合评分后确定了中标供应商,由于医院对洗涤物品的消毒程度具有较高要求,因此常常会出现洗涤剂造成患者衣物破洞的情况,供应商由于管理问题不能及时对相关衣物进行修补或更换,而医院又缺乏对供应商的考核管理,导致无法及时整改,从而引起患者对医院服务极大的不满并产生了大量的投诉。因此,医院只有加强对供应商的管理才能确保供应端的稳定性及安全性,提高采购的效益。

二、医院采购中对供应商的管理对策

对供应商的管理,首先,医院要对供应商的资质进行严格的审查,在采购过程中收集参选供应商的基本信息,通过要求供应商提供样品、实地考察供应商厂房并结合供应商提供的相关业绩等方式充分了解供应商的产品质量及技术水平,以便对供应商进行准确的评价,确认供应商的履行能力。其次,医院要建立健全完善的考评制度,在合同履行过程中及时地对供应商提供的货物以及服务进行监督及考评,发现问题及时要求其进行整改。最后,要对供应商进行动态管理,即从采购活动开始到采购合同的履行,根据对供应商的评价结果,决定是否继续合作以及是否允许其参选医院后续的其他采购项目。

第
五
章

医院采购合同合规风险管理

　　合同管理与采购活动密切相关。通过有效的谈判，合同一方可获得合理定价、条款和条件，另一方可确保物有所值，经过合同谈判、签署环节，合同双方需进行合同管理。合同管理就是对合同各方以及采购订单进行管理，从而保证合同执行者能够按照合同的要求提供合格的产品和服务。通常，合同管理的内容涉及从合同签订直到货物运输、接收，以及合同履行过程中产生的采购订单。

　　合同管理是医院采购实际与外部发生法律关系的联结点，也是供应链安全管理的重要环节，良好的内部管理是基础，妥善的合同处理是关键，关系到医院能否保证其物资供应稳定和安全。整体来说，合同是否有效，主体是否适格，标的条款是否严谨，履行安排是否合适，违约处理是否适当，可替代措施是否完善，任何一个合同的微小环节可能都会影响整个供应体系的有效性和顺畅性。因此，建立医院采购合同合规风险管理体系对维持医院正常运行有举足轻重的作用。

第一节　合同签订合规风险管理

根据《民法典》第 464 条之规定,合同是民事主体之间设立、变更、终止民事法律关系的协议。

通常所说的合同管理,既包括合同签订的过程,也包括合同履行的过程。合同明确了双方的权利和义务,也明确了出现争议时解决的方式,可见合同是达成合同目的的依据,是解决争议的武器。采购中通过合规的程序确定供应商后,就需要与供应商签订书面的采购合同。采购合同成为后续采购执行的最重要的法律文件,而不同模式的采购合同在签约方面的要求也不尽相同,因此采购部门首先应当重视合同签订的风险管理。

一、法律规定的合同无效的情形

原《合同法》第 52 条规定,"有下列情形之一的,合同无效:(一)一方以欺诈、胁迫的手段订立合同,损害国家利益;(二)恶意串通,损害国家、集体或者第三人利益;(三)以合法形式掩盖非法目的;(四)损害社会公共利益;(五)违反法律、行政法规的强制性规定。"

《民法典》规定:(1)行为人与相对人以虚假的意思表示实施的民事法律行为无效。以虚假的意思表示隐藏的民事法律行为的效力,依照有关法律规定处理。(2)违反法律、行政法规的强制性规定的民事法律行为无效。但是,该强制性规定不导致该民事法律行为无效的除外。违背公序良俗的民事法律行为无效。(3)行为人与相对人恶意串通,损害他人合法权益的民事法律行为无效。《民法典》对合同无效的情形作了原则性的规定,我们在实际工作中要结合具体情况分析。要加强磋商沟通文件的留存,以证明双方的真实意思,合同系双方磋商协商一致后的成果。

在考虑整体合同有效性的基础上,更应当注意免责条款的无效,以防止因不当的免责设置使医院本身受到更大的责任威胁。《民法典》第506条规定:"合同中的下列免责条款无效:(一)造成对方人身损害的;(二)因故意或者重大过失造成对方财产损失的。"

除上述明确规定外,合同中还有以下情形可能被认定为无效。

(1)免除责任,提供格式条款的一方不合理、不正当地免除其依照法律应当负有的强制性法定义务。例如,某医院采购了一台激光治疗仪在皮肤科开展手术治疗,当时在合同中约定"仪器验收合格后,甲方在使用过程中造成患者任何损害后果,乙方均不承担责任",后医院在对一名患者实施治疗时,出现面部严重灼伤,经鉴定,造成患者损害的原因既有操作医生操作时未尽到谨慎义务,也有仪器存在设计缺陷,医院要求供应商承担患者的部分损失,供应商认为依据合同约定其不应当承担责任,后医院提出《民法典》中关于免责条款无效的规定,供应商考虑后自认50%的责任与医院达成和解协议。

(2)加重对方责任,指格式条款含有对方当事人在通常情况下不应承担的义务。例如,医院在采购设备合同中约定"若因设备质量问题造成甲方损失的,乙方需向甲方支付合同总金额20%的违约金,还应按甲方实际损失的十倍予以赔偿",这种约定显然加重了供应商的责任,即使诉讼到法院也不会完全依据合同约定进行判决。

(3)排除对方主要权利,指排除对方按照"合同的性质"通常应当享有的"主要"权利。例如,供应商在采购合同中约定,采购人对已收到的具有严重瑕疵的货物只能请求修理或更换,不能解除合同或请求减少价金,也不能请求损害赔偿,这种约定显然排除了采购人的主要权利。实践中,某些独家经营或单一来源的采购中偶尔会遇见,医院在签订合同时应注意,在无法修改主合同的情形下,必要时也可以以补充协议的方式与对方达成一致意见以促成交易。

除上述原因导致合同无效外,形式上还有一种常见的导致合同无效的情形,即合同主体不适格导致合同无效。

合同主体即我们通常说的合同的甲方和乙方,合同所有主体都必须具有一定的资格,所谓主体适格。遇到以下几种情形,采购人员需要谨慎:

(1)限制民事行为能力人订立的合同须经法定代理人追认后,合同才有效。纯获利益的合同与其年龄、智力、精神状况相适应而订立的合同,不必经法定代理人追认。实践中有这样一个案例,医院搞活动,临时需要增加100个彩灯,采购人员到医院附近的商店采购,销售员说3元一个,采购人员验货付款开票后拿回医院使用,2小时后一中年男性到医院办公室反映说,他家销售给医院的彩灯应是 5 元一个,当时销售彩灯的是其正在上高一的女儿(15 岁),其女儿对价格不清楚,要求医院补差价,医院派人与采购人员一起到商店核实身份并与法律顾问沟通后立即补齐了差价。

(2)无权代理签订的合同:没有代理权、超越代理权或代理权终止后仍以被代理人名义订立的合同,未经被代理人追认的,对被代理人不发生法律效力,由行为人承担责任。

(3)无处分权人订立的合同:无处分权的人处分他人财产,经权利人追认或无处分权的人订立合同后取得处分权的,合同有效。

(4)采购有明确资质要求的服务或设备合同:医院在一些技术性要求很强的货物、服务等采购过程中,基于法律规定或医院的特殊要求,要求商家必须具备相应的资质才可以作为供应商,比如医院建设工程的勘察、设计、监理、施工等供应商以及医疗器械、药品供应商均需要相应的资质,否则一旦发生争议,可能会因为企业不具备相应资质而认定合同无效。

即便是满足资质要求的主体公司,以其职能部门或分支机构或分公司签署的合同,同样具有资质疑问,合同主体为法人的职能部门、未办理营业执照的分支机构或直属机构,因其不具备独立法人资格,签订的合同也可能被认定无效。

在这里有必要区别一下分公司和子公司,分公司是公司的分支机构,不具备法人资格,不能以自己的名义对外独立承担民事责任,必须以总公司的名义承担。子公司是具有法人资格的独立公司,能以自己的名义对外承担民事责任,子公司有自己的股东,注册资本,法定代表人。故分公司应以母体公司名义签署合同或获取母体公司授权后签署合同。而子公司应考察其本身资质情况,不可使用母公司资质以防止无资质主体签署合同。

二、合同条款设置问题

除了前面提及的合同效力问题外,采购合同条款也需要重视,否则无法实现合同目的,后期合同履行更容易出现争议,给医疗采购带来额外的负担。

1. 标的条款

标的物是指当事人双方权利和义务指向的对象,标的条款是合同的一个必备条款,如果标的不清楚,合同履行初始环节就会存在风险,特别是在现代医疗采购中,在采购集中化管理的模式下,采购需求部门和采购实施部门分离,两者在标的描述上存在一定的沟通问题。实践中,标的的表述首先由医院业务需求部门提出,然后交由采购部门与供应商谈判确定,很多时候,业务需求部门由于对采购专业化描述不甚了解等原因,对需求对象的标准化描述不清楚,采购部门为了采购规范性,在采购标的的具体表述中进行微调,基于前述微调和合规意识欠缺的原因,加之各方缺乏再次沟通,导致签订合同时出现问题。笔者根据既往经验总结了以下几点供参考。

(1)使用规格说明书或工作说明书详细表述。

(2)让供应商早期参与,与业务需求部门共同确认。

(3)使用两段招标的方式,先发信息邀请书或方案邀请书获得相应技术方案,再正式发报价邀请书。

(4)使用格式化、标准化的采购申请单,避免漏项。

(5)请外部专业咨询顾问共同明确需求。

2. 付款条款

付款是医院对外商业活动的重要内容,一般而言对外采购的合同谈判围绕着付款进行,相应地,合同中的付款条款是双方关注的重点,由付款产生的风险也是商业风险的集中体现。合同中付款条款的设置十分重要,这个付款条款,对买方是付款条款,但对卖方就是收款条款,所以,付款只是一个问题的两个方面,不同立场决定着对条款设置的不同倾向性,这就是合同双方谈判产生矛盾的原因,也是双方博弈的核心,签署了合同意味着这种博弈达到了平衡。

付款约定应包括付款方式、款票时间,并保持付款的时间设置满足法律和内部财务管理需求。

付款约定应当明确,也即双方对于付款条款的内容清晰明白而且无异议,也就是陈述付款条件的文字必须清晰明白不产生歧义,而且要确定。比如"验收后10日内付款"中的"验收后",这个"验收后"看似明确实际上外延太过宽泛,验收后到底是验收合格后还是不合格也算验收了?这就会产生歧义。如果改成"验收合格后10日内付款"就比较明确了。

付款约定应当可行,可行就是有标准、有可操作性。如前所述"验收合格后10日内付款"是明确的,付款的条件是"验收合格",它是可行的吗?这个未必,为什么?因为要看合同中对"验收合格"是否有明确具体的约定,如果合同中的验收条款中有验收的标准,那么验收合格就具有可行性,如果合同中对验收标准、什么动作和意思表示代表着验收合格都没有约定,那么"验收合格"就是不确定的,没有可行性。所以,在设置付款条款时,要有一个全局观念,不但概念要明确,而且要使整个合同都具有可行性。所以,在确定付款条件的条款时,要对付款条件本身进行分析,联系整个合同和实际,确定是否具有可行性。

付款约定应当合理,合理的意思是合乎道理或事理。在上面的例子中,如果合同中对验收合格有明确的规定,那么验收具有可行性,付款条件中"验收合格后 10 日内付款"就是一个明确、可行的付款条件,但它是合理的吗?这也未必,因为,验收合格虽然是明确、可行的,但是如果合同中对何时进行验收没有明确约定,又或是合同条款中缺乏对付款方拖延验收即视为验收合格的条款,那么,"验收合格 10 日内付款"也是一个不合理的条款,它所蕴含的风险是,付款方可以故意拖延验收以达到延迟付款的目的。因此,合同其他条款中还必须有关于验收时间期限,必须有"如果付款方拖延验收则视为验收合格"的条款,以防止付款方不合理地拖延或者强行挑剔的行为,这样将验收合格作为付款条件才是合理的,否则,付款条件变成了付款方可以随意掌控的条件,这对收款方是极其不利的。

合理性的要求另一方面是指保证合法性。看似明确可行合理的条款,可能依然存在因为违反法律规定,又受到相关惩罚的风险。《保障中小企业款项支付条例》第 8 条规定:"机关、事业单位从中小企业采购货物、工程、服务,应当自货物、工程、服务交付之日起 30 日内支付款项;合同另有约定的,付款期限最长不得超过 60 日。大型企业从中小企业采购货物、工程、服务,应当按照行业规范、交易习惯合理约定付款期限并及时支付款项。合同约定采取履行进度结算、定期结算等结算方式的,付款期限应当自双方确认结算金额之日起算。"因此医院在付款约定时一定注意前述规定,否则出现违法情形还将受到相关部门的行政处罚。

3. 质量验收条款

质量条款,一般包括技术参数、初验复验时间、质量担保、知识产权承诺以及检验方法等。订立质量条款时,一定要考虑周到、基于采购需求展开,并且明确合理性,实践中可以邀请业务需求部门、工程部门、质量部门一起讨论,还可以邀请有经验的检验工程师同供应商一起商定质量要求和验收要求。具有设备国家、行业标准的,双方应当明示标准的名称,并纳入质量条款。

4. 争议解决方式条款

一般而言,合同争议解决方式可以选择仲裁或诉讼,二者各有利弊。仲裁的优点在于保密性强、及时解决争议、程序灵活简便,缺点在于一裁终局,无有效的救济途径和审判监督机制,成本高;诉讼是一种有强制力的救济措施,诉讼的优点是可以充分全面保护当事人的合法权益,比较公正,缺点是诉讼程序比较繁杂,周期较长,保密性不强。实践中,建议医院根据采购项目的实际情况选择合适的争议解决方式,以便最大限度地维护医院的利益。一般来讲,采购项目涉及的标的复杂或金额巨大,避免仲裁的一裁终局的局面,选择诉讼有利一些;反之,如果想提高解决争议的效率,可以选择仲裁作为争议解决方式。

应当注意的是,合同中不能同时约定争议解决方式为仲裁和诉讼,根据《最高人民法院关于适用〈中华人民共和国仲裁法〉若干问题的解释》第 7 条的规定,当事人约定争议可以向仲裁机构申请仲裁也可以向人民法院起诉的,仲裁协议无效。另外,选择的仲裁机构不存在或不明确,仲裁协议也无效,发生争议后也只能选择诉讼解决。

5. 合同生效条款的问题

《民法典》第 490 条规定:"当事人采用合同书形式订立合同的,自双方当事人签字或盖章的时间合同成立……" 第 502 条规定:"依法成立的合同,自合同成立时生效……"除上述法律明文规定外,合同主体可以在合同中约定附条件或附期限的合同生效条款。参照法定生效条款时,应当明确盖章要求。例如,本合同自双方授权代表签字并且加盖公章之日起生效。双方应在合同正本中加盖骑缝章。

这样约定有利于避免合同签订的行为争议:一是如果只有授权代表签字没有加盖公章,将来可能产生个人行为,而非职务行为的争议。所以合同只有签字是有风险的,为了规避风险一定要加盖公章。二是加盖骑缝章,完善盖章要求,也可以最大限度地避免合同文本被换页。三是在一定程度上避免仅有盖章无法定代表人或授权代表签字带来的假章或表见代理的风险。实践中存在盗用公章、使用盖有公章的空白纸张打印合同、使用假章的情形,若无签字很难查清签订合同时的具体情形,在合同内容对供应商不利而发生争议时,供应商也可能因此质疑合同的效力问题。

第二节　合同履行的合规风险管理

签订合同只是合同管理的一半，还需要建立一套机制以保证合同的履行，管控执行过程中的风险。实践中，可以制定履行日程表、计划表，把任务进行分解并进行跟踪和催办。

即便是完美的合同，也会存在履行的潜在风险，加强合同履约管理是履行合规的重要举措。

一、合规履约管理机制

一是建立分级授权管理制度。医院应当根据业务性质、组织机构设置和管理层级安排，建立合同分级分类管理制度。属于上级管理权限的合同，下级不得签署。对于重大采购合同，上级组织机构应加强管理。下级部门认为确有需要签署涉及上级管理权限的合同，应当提出申请，并经上级合同管理机构批准后办理。上级单位应当加强对下级单位合同订立、履行情况的监督检查。

二是实行统一归口管理。医院可以根据实际情况指定法律部门等部门作为合同的归口管理部门，对合同实施统一的规范管理，具体负责制定合同管理制度，审核合同条款，管理合同标准文本，管理合同专用章，定期检查和评价合同管理中的薄弱环节，采取相应的控制措施，促进合同的有效履行等。

三是明确职责分工。医院各部室作为合同的承办部门负责在职责范围内承办相关合同，并履行合同调查、谈判、订立、履行和终止的责任。医院的财会、审计部门侧重于履行对合同的财务监督职责。

四是健全考核与责任追究制度。医院应当健全合同管理考核与责任追究制度，开展合同后评估，对合同订立、履行过程中出现的违法违规行为应当追究有关机构或人员的责任。

总之,合同签订后,合同当事人应遵循诚实信用原则,全面地、适当地完成合同义务使合同目的得到完全实现。

二、合同履约的主要管理措施

(1)在履行合同的过程中形成的往来文件,最好采用书面形式,而且要有对方当事人的确认。

(2)对合同履行情况及效果进行动态监控,做好履行情况的检查、分析和验收,全面履行本企业义务并敦促对方积极全面履行合同。

(3)在动态监控的过程中,如发现本单位有违约可能或已经发生违约行为的,应积极处理,及时与对方沟通;如发现对方有违约可能或已经发生违约行为的,应当及时与对方沟通,根据实际情况采取相应措施,防范风险、降低损失。

(4)根据实际情况,采取补充、变更、解除合同等措施。对于合同没有约定或约定不明确的内容,双方可以采取签订补充协议的方式对该部分内容进行约定。如果合同在履行过程中,客观情况发生了变化(包括但不限于政策调整、市场变化等),双方应积极协商,妥善处理合同变更或解除等事宜。

(5)加强合同纠纷管理,积极化解纠纷,依法维护企业的合法权益。出现纠纷后应以友好协商的态度处理问题,同时注意收集证据。争议事项经双方当事人协商一致的,双方应当签订书面协议;如双方协商无法达成一致意见的,根据合同的约定选择争议的解决方式。企业内部授权处理合同纠纷的,应当签署授权委托书。纠纷处理过程中,未经授权批准,相关经办人员不得向对方当事人作出实质性答复或承诺。若需司法救济,应注意诉讼时效问题。

(6)加强合同结算管理。合同结算是合同履行的重要环节,既是对合同签订的审查,也是对合同履行情况的监督,主要管理措施包括:对于需要企业付款的合同,相关科室根据合同约定及合同履行情况及时启动付款程序,财会部门应当在收到付款申请后,审核合同、验收资料等相关材料后办理结算业务,按照合同约定付款;同时相关科室要关注合同履行过程中的变更事项,做好付款申请相关的材料准备工作,包括但不限于合同、补充协议、验收单、质保期等相关材料。如对方未按合同条款履约、应签订书面合同而未签订的,财会部门有权拒绝付款,并及时向医院有关负责人报告。

第三节　合同违约合规风险管理

一、违约条款的设置

违约条款是合同一方或多方在出现未履行或未完全履行合同义务时需向守约方承担违约赔偿责任的合同依据。我国法律对违约责任的赔偿规定目前主要是以补偿性赔偿为主，即更多的是达到能够弥补损失的程度。可以适用惩罚性赔偿的情况并不多。

设置违约条款时，应当注意联动性，即除了违约责任本身的条款外，还应当注意其与合同中其他条款的关联和链接。除了违约金的设置外，还涉及合同解除权的达成、不可抗力条款、情势变更，责任免除条款、违约责任认定及损失金额的计算条款、防止损失扩大条款、追究责任的方式和内容条款、履行选择权条款、履行抗辩权条款等；并同时和合同的其他条款，如验收、结算、质保、保障、安全、期限、合同目的等条款进行关联。

设置违约条款时，应当注意实际性，即违约条款设置的出发点应以己方业务诉求为核心。违约责任的承担情形，在权利义务条款中或多或少已经载明，凡是未履行明确约定的合同义务就应受违约条款的规制。在违约责任条款中加入违约情形的约定，更具有针对性和可操作性，具体情形的落脚点则是己方在业务层面上的诉求。

设置违约条款时，应当注意违约金约定的合理性，即一方面数额的设置明确可行，另一方面数额要适中。违约金的约定应具体、明确，要么约定一个固定的金额，要么约定一个计算方式，切不可模糊，同时对最终的违约金额应当进行一定预估，在违约金司法调整金额的上下限额之间约定。

二、出现违约时抗辩权的管理

在合同的履行过程中，可能由于各种原因，采购人会担心，比如发现供应商的产品质量有严重问题或供应商丧失商业信用或经营恶化,如果继续履行合同会给采购人带来巨大风险,此时为了避免这种风险的发生,法律允许采购行使"抗辩权"规避风险。

行使抗辩权可以分为以下三种情形。

同时履行抗辩权,是指当事人互负债务,没有先后履行顺序的,应当同时履行。一方在对方履行之前有权拒绝其履行请求。一方在对方履行债务不符合约定时,有权拒绝其相应的履行请求。例如,A医院向B公司采购50台心电监护仪,约定货到验收合格后一次性付款。到了约定的交货日期,B公司交付了30台心电监护仪,另外20台承诺10日后再交付,A医院同意,但是B公司要求A医院当天就付清50台心电监护仪的价款,A医院不同意。此时,A医院须付清30台心电监护仪的价款,对另外20台心电监护仪,可主张同时履行抗辩权,不予支付。

先履行抗辩权,指当事人互负债务,有先后履行顺序,应当先履行债务一方未履行的,后履行一方有权拒绝其履行请求。先履行一方履行债务不符合约定的,后履行一方有权拒绝其相应的履行请求。此种情况在采购合同中经常发生,付款方在发现对方履约存在问题时,应当及时止付。

不安抗辩权,是指应当先履行债务的当事人,有确切证据证明对方有下列情形之一的,可以中止履行:(1)经营状况严重恶化;(2)转移财产、抽逃资金,以逃避债务;(3)丧失商业信誉;(4)有丧失或者可能丧失履行债务能力的其他情形。当事人没有确切证据中止履行的,应当承担违约责任。主张行使不安抗辩权的一方具有较重的举证责任,医院在行使不安抗辩权时,应当注意收集相关的证据。

三、关于"情势变更"抗辩权的行使

所谓情势变更,是指合同成立后,合同的基础条件发生了当事人在订立合同时无法预见的、不属于商业风险的重大变化,继续履行合同对当事人一方明显不公平的,受不利影响的当事人可以与对方重新协商;在合理期限内协商不成的,当事人可以请求人民法院或者仲裁机构变更或者解除合同。人民法院或者仲裁机构应当结合案件的实际情况,根据公平原则变更或者解除合同。例如,2018年8月,A医院与B公司签订了《外科口罩供应合同》,约定每个口罩价格为0.2元,合同期限为三年。2020年1月全国暴发新冠疫情,导致生产口罩的原材料价格暴涨,2020年4月,B公司向A医院提出若按原合同价格继续供货将造成企业严重亏损,要求变更合同价格,否则要求提前解除合同。A 医院接到 B 公司的申请后，认为导致订立合同的基础发生巨大变化但不足以产生不能履行后果，但在当时的情形下，继续履行合同则会对一方当事人显失公平甚至难以实现合同目的，符合情势变更的构成要件，因此双方重新协商了合同价格并继续履行合同。

第
六
章

特殊采购合规管理

前面我们用了大量篇幅介绍了医院整体的采购合规管理，分析了医院采购管理的现状、主要采购方式及流程等，明确了采购决策环节（含论证、档案）的规范性，并针对常态采购下的合规管理明确了合同管理合规风险，对采购整体合规管理进行了整体梳理。但是医院采购合规管理体系是否完整了呢？显然没有，常态采购并不能涵盖医院所有的采购需求，非常态的特殊采购更是合规管理重点。一般而言，特殊采购分为应急采购、框架采购与网络采购，我们在本章中介绍上述采购方式的合规管理。

第一节　应急采购的合规管理

一、应急采购的界定

应急采购与紧急采购系同一内容的不同表述。当前,与紧急采购的相关规定或规则主要来源于以下法律、规范性文件、财政部对人大代表的建议答复:一是《政府采购法》第 85 条规定:"对因严重自然灾害和其他不可抗力事件所实施的紧急采购和涉及国家安全和秘密的采购,不适用本法。"二是《财政部办公厅关于疫情防控采购便利化的通知》(财办库〔2020〕23 号,以下简称《通知》)指出:"……采购疫情防控相关货物、工程和服务的……可不执行政府采购法规定的方式和程序……"三是《财政部对十三届全国人大三次会议第 10154 号建议的函》(财库函〔2020〕10 号,以下简称《答复》)中提到,应急采购属于政府采购的范畴,但有别于一般采购,不必遵循常规采购程序中有关期限、供应商数量等要求,更倾向非竞争采购方式,或是由采购人直接确定供应商并下达采购指令。虽然上述文件中分别使用了"紧急采购"和"应急采购"两个不同的称谓,但其适用的情形基本一致,可以认为指代的是相同的内容。

应急采购是在采购需求和时间要求达到了紧急且刻不容缓的程度而进行的采购活动,解决的是采购的时效性问题。《政府采购法》第 85 条规定的"严重自然灾害和其他不可抗力事件"按紧急情况大致可分为以下几类:

一是突发自然或人为事故灾害事件,如水灾、火灾、地震、山体滑坡、房屋倒塌、火山爆发等。

二是突发公共卫生事件,如 SARS 疫情、三聚氰胺事件、新冠疫情等。

三是突发重大安全突发事件,如恐怖袭击、战争、严重犯罪、校园事故等。

四是突发公共基础设施事件,如水、电、暖、燃气、通信、网络、道路、管线等公共基础设备设施故障等。

五是其他突发紧急事件。

综上所述,因严重自然灾害和其他不可抗力事件发生,而急需必要的工程、货物与服务应对处理突发紧急情况,这种紧急情况下采购工程、货物与服务的采购活动即为应急采购。

二、应急采购的实施

要合规实施应急采购,必须了解应急采购的购需矛盾点和应急采购的本质。应急采购作为一种特殊的采购方式,一方面,相比传统的招标采购,其优势在于极大地简化了采购程序性和专业性方面的要求,更有利于采购人根据不同的情形灵活操作,确保采购及时完成;另一方面,应急采购的便捷性是一把"双刃剑",其带来的隐患也很明显。由于应急采购时间紧迫、条件有限,不可能按照一般招投标的流程进行,对编制采购需求、制定综合评分体系、抽取专家评审、开展履约验收等一系列质量控制环节进行简化,难免会影响采购质量。于是,在"与时间赛跑"的应急采购中,既要"买得快",又要"买得好",似乎成为难以调和的矛盾。如何在应急采购中保持刚性自律和自主裁量之间的平衡,是每一次应急采购活动中必不可少的权衡。

从整体实施重点来讲,《答复》中明确,由于"应急采购"的首要目标是快速满足应急需求,因此取消了常规政府采购程序中的期限(如等标期、公示期等)、供应商数量以及法定采购方式三个方面的要求。对于法律规定的其他强制性要求,诸如集采目录内项目的委托、供应商的资格条件、组建专家小组的评审以及采购活动记录的保存等,《答复》中并未说明是否需要严格执行。《通知》中允许不执行的内容包括《政府采购法》规定的方式和程序。如果从广义的角度解释这里所提到的"程序",那么包括集采项目委托、专家评审等所有程序性的规定似乎都可以突破。相比之下,《政府采购法》的规定最为宽松,明确了应急采购不适用其规则。

参照上述制度并综合上述分析,医院在制定应急采购的内控流程或是开展应急采购时,要注意上述条文表述中的细小差别,避免违法违规风险。同时,对于企业资质、履约情况等非程序性的要求应认真落实,严格考察企业的成立年限、生产规模、经营情况等因素以及企业信誉和履约能力等因素,在保证效率的前提下,确保所采购的产品或服务能够满足应急供给的需要。

故从医院整体采购合规管理上来看,除了明确确定上述哪些环节可以省略之外,更要建立完整的管理体系,具体内容如下。

一是要建立应急采购工作制度。首先,医院应当预先成立工作小组,明确分工和职责,承担起应急采购的组织领导工作,保证在紧急状态下能够正常履行物资保障、医疗救援、宣传动员等工作职责。同时,可以提前编制采购需求,明确采购预算、确定采购方式、实施应急采购、签订合同、履约验收、资金支付等环节的工作要求,尽可能简化流程,提高工作的灵活性。考虑到在紧急状态下可能无法采用电子化形式办公,有必要提前准备好各个流程所需要的格式文件备用。

二是充分做好对于社会面应急力量的信息储备。在应急管理部答复全国政协十三届四次会议《关于进一步发挥民营企业在应急管理机制中作用的提案》的函(应急提函〔2021〕55号)中明确提到,"引导广大民营企业履行社会责任,体现责任担当,积极参与灾害事故抢险救灾工作"。医院可以提前考察相关供应商的资质、经营规模、生产能力以及应急保障能力等要素。通过这种"资格检查前置"的方式,在应急采购时可以最大限度地减少寻找适格供应商的时间,也可以避免一些不具备资质的供应商浑水摸鱼。在财政部印发的《中央本级政府购买服务指导性目录》中包括"灾害防治及应急管理服务",因此,医院可以通过政府购买服务的方式,预先采购防灾救灾技术指导服务、防灾救灾物资储备供应服务、应急指挥平台信息化建设服务等,支持本地社会应急力量的建设,以提升应对突发事件的能力。

三是做好应急物资储备工作。2021年8月30日召开的中央深改委第二十一次会议通过了《关于改革完善体制机制加强战略和应急物资储备安全管理的若干意见》,阐明了加快健全统一应急物资储备体系的重要性。相关采购部门,可以与当地应急管理部门一起,做好应急物资储备的预算编制和采购工作。在形式上,可以根据物资的属性采取不同的采购模式:对于使用频率高、数量大、保质期较长,适合以实物形式储备的应急物资,应会同专家拟定详细的采购需求及评分体系,通过招投标的方式开展市场竞争,选出性价比高的产品采购入库;对于使用频率低、保质期较短、不方便储存的应急物资,以协议储备和产能储备为主,通过对相关企业专业资质、综合能力的考量,签订意向协议,预留生产线、预储关键原材料,确保紧急状态下物资供应的保障。

三、应急采购其他合规事项

一是准确理解应急采购的范围。应急采购作为特殊的采购形式,调整了采购流程,导致采购的透明度大幅下降,易滋生灰色地带,故在合规管理前期,要准确识别是否需要采购,是否可以适用应急采购。

现实中,医院经常遇到这种情况,医院与某公司签订了某种中草药的《购销合同》,执行中或签订后执行前,供应商以储备和原料价格上涨为由提出涨价要求,医院能否解除合同？基于药品使用的急迫性,是否可以实施应急采购,更换供应商？如果不能,医院能否拒绝涨价,同时要求他们正常供应？

无论合同本身对价款的约定是否有问题,医院因为供应商涨价就采取应急采购是有问题的。应急采购是在采购需求和时间要求达到了紧急且刻不容缓的程度而进行的采购活动。首先应当明确是否需要采购,清楚内部库存的管理情况,并非需要采购就证明医院确实缺少某种物资,更多的时候,可能会因库存管理的问题,导致似缺而实不缺的问题。故应当首先确定,是否还有库存？是否影响临床使用？是否有其他的供应商供货？

当被问及上述问题时,医院相关人员哑然,表示不甚清楚。根据前文所述,作为一种特殊采购,应急采购更多的是着眼于预先防范,提前化解突发安全事件所带来的损失,主要适用于应对诸如自然灾害、事故灾难、公共卫生事件、社会安全事件或紧急供应链安全事件,如果采购明显不在上述范围,则不能适用应急采购,故医院各部门特别是采购部门,应当准确理解应急采购的范围。

在理解应急采购范围的基础上,我们可以根据自己单位的情况,制订应急采购计划。

(1)根据当地的自然环境预计可能发生的自然灾害,如四川几乎每年都会发生的洪水、地震灾害。

(2)分析本单位往年遭遇的突发事件。

(3)梳理现有物资的储备情况,并登记建立台账。

(4)梳理单位现有供应商以及对应的销售物品。

完成上述分析后,将能够预判的大概率事件列入应急采购计划,匹配采购预算,按计划完成应急采购,定期重复实施上述应急采购分析,动态管理应急采购计划,将大幅提高应急采购的准确性、规范性和时效性。

二是加强应急采购流程的把控。新冠疫情暴发初期,有人打着购买紧急防控物资的幌子钻法律的空子,谋取私利。例如,2020年2月,李济作为金堂县基层医疗卫生机构代表及评比委员会比选人代表,在参加金堂县各基层医疗卫生机构新冠疫情防控医疗物资采购项目比选招标时,未经请示报告,个人擅自决定变更采购设备参数及重新招标事项,违反工作纪律,造成不良影响。2020年5月,李济受到党内严重警告处分。

针对上述问题,我们要注意以下事中的管理:首先是确定采购资金来源。由于突发事件的紧急性,一般没有相应的预算资金,那么首先要落实资金来源。例如,可以考虑单独设立紧急资金,明确适用范围和审批流程,经使用部门申请后实施;如果不考虑单独设立项目,可以考虑从其他相关联的名目中列支;此外,还可以关注能用于紧急物资采购的捐赠资金。

其次是完善授权管理。包含以下几个内容:一是针对行业主管部门组织的应急采购活动,单位应积极申报参数需求,不得私自采购;二是开展应急采购前,应取得行政主管部门的授权,如遵守《财政部办公厅关于疫情防控采购便利化的通知》(财办库〔2020〕23号)中"一、各级国家机关、事业单位和团体组织(以下简称采购单位)使用财政性资金采购疫情防控相关货物、工程和服务的,应以满足疫情防控工作需要为首要目标,建立采购'绿色通道',可不执行政府采购法规定的方式和程序,采购进口物资无需审批"的规定;三是完善应急采购标准化作业制度,通过编制详细的疫情防控应急采购作业操作手册,对采购流程进行规范,规范本单位内部应急物资采购相关职能部门的权限范围。

最后是建立强有力的监督管理体系,防范应急采购的本质属性带来的风险。一是做好完整的书面记录。在紧急事件发生时或发生后尽可能短的时间内,采购人应该记录应急采购整个过程,因为即使是脱离了平时政府采购程序的应急采购也要进行审计。所以记录应当尽可能的清晰、完整,包括应急采购的申请理由、采购决策、预算金额、供应商选择、谈判过程、采购合同和价格、资金支付等档案材料,并保存纸质材料备份,以便在电子设备受损等紧急情况下能够快速签订采购合同、顺利完成供应并接受审计检查与公众监督。二是及时完成应急采购的信息公开。及时在医院官网发布应急采购信息、采购事项结果等,将应急采购行为统一纳入院务公开范围,接受监督。三是单位监督部门全程介入。医院审计、纪检监察部门或专门工作小组应对应急采购的全过程进行监督,并定期对执行情况进行抽查,以防范风险、堵塞漏洞。

三是关注外部法律法规及政策变化。就目前而言,应急采购相关法律规范或者指导意见并不完善。2007年公布实施的《突发事件应对法》和2011年修订的《突发公共卫生事件应急条例》仅对应急采购作了原则性规定,并未对应急物资采购的适用情形、采购程序、应急物资的使用及监督等作出明确规定。现实中,一旦突发安全事件政府会发布灵活的规范性文件、通知等形式解决与常态不同的操作办法。例如,2008年汶川地震后,财政部发布了《关于加强汶川地震救灾采购管理的紧急通知》;2013 年芦山地震后四川省政府财政厅发布了《关于加强"4.20"芦山 7.0 级地震救灾紧急采购管理的通知》;2020 年新冠疫情发生后财政部办公厅印发了《关于疫情防控采购便利化的通知》《关于疫情防控期间开展政府采购活动有关事项的通知》等一系列通知。

随着规范性文件的不断出台,我们可以预见,国家重大突发事件应急采购体系在逐步调整完善中,未来必将建立完整的应急采购体系,关于应急采购的启动条件、相关主体的权利与责任、内控管理要求等规则必然会越发完善。医院应当关注外部规范的变化,及时根据法律法规及政策的变化对其应急采购活动进行动态完善。

第二节　框架采购的合规管理

一、框架采购的界定

2022年3月起施行的《政府采购框架协议采购方式管理暂行办法》（财政部令第110号，以下简称110号令）正式将"框架协议采购"作为政府采购的第七种采购方式。框架采购旨在规范多频次、小额度采购活动，提高政府采购项目绩效。医院可在自主范围内对经常性发生的小额零星采购，使用框架协议采购以便提高采购的集中管理度。根据110号令，框架协议采购，是指集中采购机构或者主管预算单位对技术、服务等标准明确、统一，需要多次重复采购的货物和服务，通过公开征集程序，确定第一阶段入围供应商并订立框架协议，采购人或者服务对象按照框架协议的约定规则，在入围供应商范围内确定第二阶段成交供应商并订立采购合同的采购方式。

框架协议采购与其他采购方式相比，主要有以下特点。

一是适用范围不同。框架协议采购适用于多频次、小额度采购，不适用于单一及大额项目采购。

二是程序不同。框架协议采购具有明显的两阶段特征，第一阶段由集中采购机构或者主管预算单位通过公开征集程序，确定入围供应商并订立框架协议；第二阶段由采购人或者服务对象按照框架协议的约定规则，在入围供应商范围内确定成交供应商并订立采购合同。

三是供应商范围不同。采用其他采购方式的，一个采购包只能确定一名中标（成交）供应商，而框架协议采购可以产生一名或多名入围供应商。

根据110号令，框架协议采购的适用范围具体包括：一是集中采购目录以内的品目，以及与之配套的必要耗材、配件等，采购人需要多频次采购，单笔采购金额没有达到政府采购限额标准的。既包括集中采购机构采购项目中的小额零星采购，也包括纳入部门集中采购范围的本部门、本系统有特殊要求的小额零星采购。比如，中央预算单位单笔采购金额小于 100 万元的计算机、复印机、扫描仪等。二是集中采购目录以外、采购限额标准以上,本部门、本系统所需的法律、评估、会计、审计等鉴证咨询服务,采购人需要多频次采购,单笔采购金额没有达到政府采购限额标准的。从前期财政部清理违规设置备选库、名录库、资格库的情况看,采购人在法律、评估、会计、审计等鉴证咨询服务领域订立框架协议的需求比较突出,因此专门将这类服务中的小额零星采购纳入了适用范围。三是集中采购目录以外、采购限额标准以上,为本部门、本系统以外的服务对象提供服务的政府购买服务项目,为了方便服务对象选择,需要确定多家(2 家以上)供应商的。例如,实践中的凭单制政府购买服务。110 号令同时还规定了兜底条款,今后随着实践的发展,财政部还可以规定其他适用框架协议采购方式的情形。

二、框架采购的实施

一是框架协议采购事前采购需求合规管理。首先是采购人应根据 110 号令和《政府采购需求管理办法》(财库〔2021〕22 号)等,对采购标的相关市场技术或者服务水平、供应、价格等情况进行市场调查,根据调查情况、资产配置标准等科学、合理地确定采购需求。采购人在制定采购需求申请审批表单时,应根据上位法律法规明确具体事项标准,并结合单位内部岗位职责权限确定需要履行的内部审批程序,同时随表单附上要件备查。

其次是征集公告与征集文件发布。采购人应在单位内部控制中明确采购实施计划的制度要求,确定包括征集公告与征集文件的发布的单位内部审批程序,以及框架协议其他订立和管理安排的内部要求等。同样地,采购人应设定单位内部的采购实施计划申请审批表单,明确相关事项标准、审批程序和要件。在完成单位内部审批程序后,采购人通过财政部门统一建设的电子采购系统,将采购实施计划提交给行业主管部门、财政部门审批通过后,应在指定媒体发布征集公告,编制征集文件,并按照征集公告规定的时间、地点和方式提供征集文件。

最后是响应文件的编制与提交。供应商应按照征集文件的要求编制响应文件并传递到电子采购系统。采购人应如实记载响应文件的送达时间和密封(或者加密)情况,签收保存,并向供应商出具签收回执。没有采用电子采购系统的采购人,应通过自建单位采购内部控制信息化平台(以下简称采购信息平台),制定响应文件签收流程和表单,如实记录相关信息,并将带有时间戳的照片或截图作为要件附于表单后备查。

二是框架协议采购事中采购合规管理。首先是响应文件的开启。采购人应邀请所有响应供应商参加响应文件的开启仪式,可在出具签收回执时一并发送邀请,响应供应商自主决定是否参加开启仪式。采购人和响应供应商均应指派专人负责开启仪式和在线解密相关事项的提醒和安排。采购人还应负责对开启过程进行记录,对开启、评审现场活动进行全程录音录像。开启记录和音像资料作为采购文件一并存档。应当说,这对省级以上财政部门的电子采购系统提出了更高的要求,也为采购人的单位采购信息平台明确了建设标准。

其次是响应文件评审。采购人根据采购项目的特点,采取合适的评审方法,按照电子采购系统或单位采购信息平台的程序要求,对供应商的响应文件进行线上、线下或线上线下相结合的评审。采用质量优先法的,采购人应组成评审小组对响应文件进行评审。采用价格优先法的,采购人可以自行评审,也可以组成评审小组评审。线上资格审查时选定的评审小组成员应回避与关联方存在经济利益关系或近亲属关系的有关人员,严格遵守《政府采购评审专家管理办法》(财库〔2016〕198 号)的相关规定。财政部门或其他监督部门可指派专人在线下指定地点或线上组织评审并监督评审现场活动,但是不得干扰评审的正常进行,确实存在违法行为的,应要求采购人重新组建评审小组评审。

再次是评审报告编写与签署。评审小组应根据评审记录和评审结果尽量以线上形式编写评审报告,并由评审小组全体人员签字。评审过程应当建立发表意见的规定顺序,组长或级别最高的成员应最后发言。对需要共同认定的事项有异议的,评审小组应按照少数服从多数的原则作出结论。对评审报告有异议的成员,应在评审报告上签署不同意见并说明理由。

最后是入围供应商确定与入围结果公告。采购人可以自行确定入围供应商,也可以授权评审小组直接确定入围供应商,但是须符合电子采购系统或单位采购信息平台的控制程序要求。采购人自行确定入围供应商的,若采取随机抽取的方式确定,应在采购信息平台中建立健全供应商确定的随机抽取控制程序。采购人应及时在指定媒体上公告入围结果和征集文件,并向入围供应商发出入围通知书。

三是框架协议采购事后采购合规管理。首先是框架协议的签订与执行。采购人应当建立单位合同管理的内部控制机制,通过预设通用文本和特设条款的制式协议模板,与入围供应商应及时签订框架协议。采购人应完善征集文件、响应文件等采购过程文本与框架协议文本的匹配校对程序,避免框架协议对征集文件确定的事项和入围供应商响应文件作出实质性修改。采购人还可以建立健全框架协议执行过程的内部监控程序,结合货物、服务质量并对本次采购进行评价,以及对未来采购需求进行评估。必要时,经本级人民政府财政部门同意,可以延长框架协议的有效期并及时修改控制程序中的实效标准。

其次是成交供应商的确定与结果公开。采购人应根据框架协议约定的方式,从入围供应商中确定成交供应商,并可采取信息化手段完成单位内部、行业主管部门、财政部门审批程序。对于采购人直接选定的,单位须完善成交供应商确定的内部控制程序,将采购需求和市场供给相关数据进行分析,确保专业性和公平性的有机结合。成交供应商确定后,采购人应在指定媒体上公告成交结果。

再次是采购合同的订立与履约验收。采购人应对框架协议采购授予固定总价合同,并按照合同约定的价格和支付方式支付合同款项,不得以审计等结果作为合同结算和支付依据。采购人应完善框架协议采购程序与单位法务合同管理内部控制的衔接,制定涵盖框架协议订立、履行、验收等环节的岗位职责权限和业务流程表单。

最后是采购后评价与采购档案。采购完成后,采购人单位采购需求部门、采购归口部门等相关岗位,应在单位采购信息平台上对供应商提供货物或服务的质量进行背靠背评价,可以将此作为依据应用于成交供应商的直接选定程序中。财政部门可完善协议供应商退出机制,对采购人评价不佳并出具相关证据的协议供应商,经查证后取消其入围资格。采购人还应在单位采购信息平台中建立单位框架协议采购档案管理模块,妥善保存每项采购活动的采购文件。

三、框架采购的其他注意事项

框架采购协议作为相对较新的采购方式,在执行中应当注意:首先,清晰界定框架协议采购参与主体的权责范围。在《政府采购法》的框架体系下,政府采购法律关系是由采购人、供应商和代理机构三方主体构成的单阶段结构关系,其中,采购人处于核心地位,负责提出采购需求;代理机构负责接受委托组织采购程序;供应商负责投标和履约。110号令则是在两阶段采购下增设了征集人这一法律主体,从而形成了"征集人—入围供应商"和"采购人—成交供应商"的四方结构。其中,征集人被赋予了原采购人的部分权责,如采购前期准备、需求标准的制定、最高限制单价和框架协议有效期的设定、履约管理等。在这种主体结构变化后,更要准确把握各方主体的责权范围并通过相应的文本协议进行明确。如对于征集人和入围供应商,要通过签订框架协议明晰权责;对于采购人和成交供应商,则要通过签署合同文本完成真实交易。

其次,准确理解适用范围,框架协议采购方式不能滥用,以免妨碍市场秩序,冲击项目采购。对按规定要实施批量集中采购的,不能实施框架协议采购;对主管预算单位能够归集需求形成单一项目采购,通过签订时间、地点、数量不确定的采购合同满足需求的,不能采用框架协议采购方式。另外需注意的是,框架协议采购非强制性的,仅作为多频次、小额度采购的一种可供选择的采购方式,符合适用情形的,集中采购机构或者主管预算单位可以实施框架协议采购,也可以按项目采购执行,但一旦选择框架协议采购方式,就应当执行 110 号令的规定。

最后,与传统的协议供货、定点采购的区别与衔接。协议供货、定点采购是集中采购的实现方式,并不是采购方式,在国家、国务院财政部门层面缺乏法律依据。实践中,协议供货、定点采购的第一阶段(入围阶段)多采用类似征集资格入库的方式确定入围供应商;第二阶段(合同授予阶段)也缺乏明确的程序和规范,多由采购人和供应商对接,大多数供应商得不到真正约定了交易的合同,少数供应商为了获得合同甚至不得不对采购人进行二次"公关",由此造成市场分割、竞争性不足、异化为供应商资格库,影响了公平竞争;有的搞政府采购专供产品,导致采购价格虚高,采购价格远超市场价;还有的在设备采购中以本机低价入围,后续耗材价格却远超市场价格。框架协议采购实施后,对于原本在协议供货、定点采购的活动中,应当根据框架采购协议适用范围,逐一转换采购方式,对于其他不符合框架协议采购范围的,为加强规范性管理,可以适当参照框架协议采购实施。

第三节 网络采购的合规管理

一、网络采购的界定

了解网络采购,就有必要先行了解其发展背景,从中央到地方,我国政府都有关于加强网上商城采购的政策要求和导向。国家战略层面的政策有《国务院关于大力发展电子商务加快培育经济新动力的意见》(国发〔2015〕24号),要求进一步加大政府利用电子商务平台进行采购的力度;行业规划层面的政策有《国务院办公厅关于印发整合建立统一的公共资源交易平台工作方案的通知》(国办发〔2015〕63号),要求公共资源交易平台建设要充分利用信息系统工具,实现交易全流程电子化。2017年我国有16家政府电子商城,总成交金额约为15亿元;2018年政府电子商城增加至40家,总成交金额约为100亿元;2019年一季度统计已经有60多家政府电子商城成立,成交金额达到50亿元。

就四川省而言,2014年发布的《四川省人民政府关于创新政府采购机制加强政府采购监管工作的意见》(川府发〔2014〕63号)明确规定取消协议供货采购,推行网上竞价、商城直购,构建网上竞价采购平台,建立市场竞争机制。

2018年发布的《四川省财政厅关于进一步规范省级政府采购网上竞价采购和商场直购有关事项的通知》(川财采〔2018〕105号)对网上竞价和商场直购的适用范围、采购流程、具体要求作了进一步的规范。

网络采购指充分利用信息化技术,在电子商务平台对小额、频繁采购实施采购的新方式。现实中,电子商城、电子卖场大多没有实际项目需求,采用类似"公开招标征集入围供应商或者承诺+审核招揽供应商入驻"的形式,形成供应商资格库,需求单位根据管理要求在网络平台发起采购,以满足自身的采购需求。一般来讲,可以分为两种形式,一是网上竞价采购(以下简称竞价),是指省级单位在竞价系统录入采购需求参数,发布竞价公告,在规定时间内,供应商进行响应、报价,最终确定成交供应商的行为。二是商场直购(以下简称直购),是指省级单位在竞价系统录入采购需求参数,发布直购公告,通过市场调查、对比后,到网上商城或实体供应商处采购的行为。

二、网络采购的实施

采取网上竞价采购形式时,应当编制采购任务书→录入采购需求参数→发布竞价公告→供应商参与竞价→确定成交供应商→发布结果公告→签订采购合同→公告、备案采购合同→履约验收→支付资金。采取商场直购形式时,应当编制采购任务书→录入采购需求参数→发布直购公告→确定成交供应商→发布结果公告→签订采购合同→公告、备案采购合同→履约验收→支付资金。

(1)采购任务书的编制。省级单位根据采购计划,编制采购任务书后,实施采购。每笔采购计划最多可以编制三笔采购任务书。

(2)采购需求参数的录入。省级单位选择对应的采购任务书录入采购需求参数。采购需求参数应当科学合理,明确细化,可以参考省政府采购中心(以下简称采购中心)制定的采购需求标准、自行录入需求参数或复制上一次需求参数等方式进行录入。

竞价转为直购的,不得变更竞价时发布的采购需求。需变更采购需求的,应当重新竞价。

需要供应商提供与项目相关的增值需求的,应当明确增值需求事项,并细分预算金额,且不得超过该笔采购任务书预算金额的10%。

(3)竞价、直购公告的发布。一是发布竞价公告。省级单位录入采购需求参数后,确认竞价截止时间、交货时间和地点、资金支付方式等信息后,发布竞价公告,即发起竞价。二是发布直购公告。省级单位录入采购需求参数后,发布直购公告。

(4)供应商参与竞价和直购。一是参与竞价和直购的供应商必须满足《政府采购法》第22条的要求。提供的产品应当是原厂正品,并符合政府采购节能环保政策、正版软件管理规定以及国家、行业其他有关规定。二是供应商参与竞价,应严格按照省级单位竞价需求,提供满足采购需求的产品或服务进行响应并报价。供应商的响应低于实质性参数需求或者报价超过预算的,均属无效响应。

(5)成交供应商的确定和成交公告的发布。一是竞价项目。在竞价结束后3个工作日内,省级单位应当核实拟成交供应商提供产品是否满足采购需求,满足采购需求且报价最低的供应商确认为成交供应商,并发布成交公告。重新发起竞价或改为直购的,应当在竞价系统如实说明相关情况。二是直购项目。省级单位在直购公告发布之日起5个工作日内,严格按照发布的采购需求,进行市场调查、对比后,确定满足采购需求且价格最低的供应商为成交供应商。通过竞价系统的电商平台进行直购的,在完成下单后,直接在竞价系统确认成交后,发布成交公告。通过其他途径进行直购的,确定成交供应商后,在竞价系统录入采购结果信息,发布成交公告。选择直购的,可在竞价系统的电商平台进行采购。

(6)采购合同的签订。一是竞价项目。成交供应商应在成交公告发布之日起5个工作日内,将系统推送并生成的采购合同打印两份(采供双方各一份)并依法签章后,交采购单位签章确认。二是直购项目。通过竞价系统的电商平台进行直购的,成交供应商应在采购单位确认成交之日起3个工作日内,将推送生成的采购合同进行电子签章后反馈给采购单位,由采购单位打印并签章。通过其他途径进行直购的,由采购单位与成交供应商按照发布的成交公告信息签订合同。

(7)采购合同的公告和备案。省级单位应当在采购合同签订之日起,2个工作日内在"省级采购计划执行系统"选择对应的成交公告,按规定完成合同公告;7个工作日内完成合同备案。

(8)履约验收。省级单位应当按照履约管理的要求,建立本单位竞价和直购项目的履约验收制度。在验收时,在竞价系统打印两份验收书(采供双方各一份),完成验收并签字确认后生效。通过电商平台进行直购的,省级单位在签收后3个工作日内组织完成验收,验收不合格的,在电商平台申请退、换货。

省级单位和供应商应当严格按照合同约定履行各自义务,不得擅自变更、中止或者终止采购合同。政府采购合同的履行、违约责任和解决争议的方法等适用《民法典》的规定。

(9)资金支付。省级单位应当严格按照省级财政国库支付管理有关要求和政府采购合同约定办理资金支付。在竞价系统的电商平台使用电商开设账期采购的项目,验收合格后,应当在签收后30日内完成资金支付。

三、网络采购的注意事项

加强内控控制,网络采购作为新兴的便捷采购方式,在提供便利性的同时也对内控提出了更高的要求。一是预算管理,医院财务部门作为预算管理的归口管理部门,组织和指导预算编制工作,督促落实预算管理内控制度,应明确网络采购限额和事后审查机制,采购部门在采购过程中,应当严格执行资产、预算管理的有关要求。二是授权管理,安排专岗专人负责竞价和直购的日常管理,基于网络采购的便捷性,需责任到人,责任到岗,加强事后审查。三是档案管理,网络采购的方便性并不意味着内部决策可以被跳过,要加强对医院内部需求论证记录、采购审批记录、采购验收记录、款项支付记录的管理,确保快而不乱,决策清晰。

第
七
章

医院采购品目合规管理

　　医院采购品目的划分是医院开展采购业务的前提，也是搭建医院采购管理体系的出发点，准确划分品目，设置科学的医院采购品目体系，有利于进一步提升医院采购效率，加快采购合规管理步伐。本章将从品目本身的发展历史和四川省人民医院的实际出发，介绍采购品目管理的相关内容。

第一节　医院采购现状

公立医院是我国公共医疗的主体,承担着社会基本医疗保障和公共卫生服务的责任。医院运营成本不仅关系到医院的生存发展,也影响着广大人民就医费用的负担程度。公立医院的采购规范化,更是公立医院加强合规管理的重要举措。医院采购医疗设备、药品、耗材、其他物资(以下统称医疗物资)的过程直接关系着医疗卫生建设事业的发展。各类物资是医疗技术水平不断提高的基本条件,也是公立医院现代化程度的重要标志,已成为现代医疗卫生事业发展的一个重要领域,医疗的发展在很大程度上有赖于医疗物资的发展。

医院采购工作关乎医院的正常运行和整体发展,但由于采购品目繁杂,采购物品和服务要求各异,在较长的一段时间里,医院整体采购质量不高、采购事故高发、品目管理不足等现象直接影响了医院运营效率的提升、提高了医疗质量的保障难度。品目管理采购是整个供应链管理的起点,并且承担着其他供应链管理链路的基础性作用。

一、采购管理困境

近年来,各级卫生健康行政管理机构对医疗物资的管理和整合力度在不断提升。但是综观我国医疗卫生事业的发展,采购过程中市场准入制度的有效性有待提高,采购种类繁多且要求各异,采购渠道较为复杂,流通渠道规范化程度不高导致医疗卫生事业发展的滞后性和局限性。在漫长而复杂的采购流程中,如缺乏品目的梳理,将导致采购流程繁杂不易,面临着一定的困境。

(一)采购工作效率较低

医院属于医疗和健康产业。在中国,大部分医院是政府差额拨款管理的事业单位,其各项资金管理较为特殊,加上医疗物资采购的复杂性,使得医院的采购管理难度加大。医院所采购的物资,一般包括医疗设备、耗材、药品、办公家具及日常用品等,其中医疗器械类别近万种,办公用品上千种,采购人员面临的工作压力是巨大的。许多医疗物资的采购都是在较为传统的工作流程下开展的,采购工作的整体效率较低。

(二)使用效益综合考核缺位

相关的调查研究结果显示,目前医院购置立项论证的内容主要包括购置目的、购置可行性预测分析以及社会效益预测,但是未对医疗设备的使用效益进行综合考核,使得相应的管理工作不能落实到位,尽管管控要点已比较明确,却因为对效益的关注度不足使得资源出现闲置和浪费的现象。

相关部门未对使用效益进行统筹性管理,使医院对固定资产的财务监督工作严重滞后,相应的问题不能被及时纠察改正,医院整体管理效率松散,严重制约了医院固定资产监督管理的实际水平。现阶段我国采购的大型医疗设备有很多依赖于进口,国内的维修资源难以与之全面对接。同时,医疗设备的市场竞争不断加剧,生产厂家的竞争平台逐渐由"幕后"转向"台前",在设备维修上增加维修费用,提升零件价格,实现设备生产和维修的"二次利润"获取。例如,某设备生产厂家为了垄断医疗设备的维修市场,并且保障自身的维修利润,销售设备的同时并未提供维修说明书,而是仅提供使用说明书,医院在无维修技术支持的情况下难以进行设备维修,只能依赖生产厂家的零件供应和维修技术支持。医院自身设备对维修的设想屡屡搁浅。

(三)维保工作的职责界定不清

研究显示,国内医院中近90%的临床科室认为医疗设备的日常检查、养护、维修等维修保养(以下简称维保)工作,属于设备科的职责范围。临床科室仅对医疗设备拥有使用权,不具有维护和保养的义务。这种想法显示有关人员未能从根本上认识医务人员对医疗设备的职责和义务,在这种想法的指导下,大多数医院对医疗设备的维保工作不到位。大型医疗设备的价格较高,零件价格同样不菲,一旦医疗设备需要维修,维修费用将给医院带来极大的经济压力。医疗设备的生产厂家为了垄断设备的维修权,增加了设备零件的价格和维修费用,部分生产厂家的设备维修费报价已高达设备总价的5%~7%。医疗设备的使用周期一般较长,有的设备在使用后期的维修费用甚至超过医疗设备的采购费用。部分医院的医疗设备维修观念较为落后,导致大型医疗设备因未能得到日常维修和保护而在使用中频频出现问题,问题一再被搁置,就会影响医院的正常运营。

相关研究表明,大多数医院管理层认为,医院的经济效益来源于医生高超的诊疗水平,并非医疗设备的先进程度,医院应着力建设一支具有良好诊疗经验的医生团队,而忽视了设备维修的投入。与医院其他科室医生相比,设备相关人员薪资相对低于临床科室医务人员,导致医院中医疗设备维修人员的大量缺失。医院设备维修技术落后,加剧了医院医疗设备维修的费用支出负担,加之医院暂未形成良好的医疗设备维修人员招聘机制的现状也为医疗设备维修工作存留了隐患,使大型医疗设备的维修逐渐陷入困境。

二、采购管理的破局

(一)加强政府的采购监管

一是国家出台了多项国家卫生健康政策和采购实施意见,不断梳理和明确采购合规管理的底线,规范了医院采购管理的活动空间和范围;二是采购品目清单化,针对采购范围不规范的情况,国家从整体层面出具采购清单指导,并要求各省级单位根据清单范围和采购实际拟定清单,并根据清单搭建采购实施体系,规范采购管理流程,促进采购合规化管理。

(二)采购品目分类目录的实施

采购品目分类目录是按统一划分标准对采购标的进行分级分类形成的采购品目清单集合,是采购范围的具体化和采购工作基础性标准语言,有利于界定采购项目属性和行业划分的标准,制定项目资质和采购方案的指引,构建规范的采购预算管理、采购需求管理、采购执行管理、采购合同管理、采购资产管理、采购供应商管理的采购全链条闭环管理体系,建设一体化采购管理平台的基础和采购工作标准化路径。

采购目录管理是采购管理的基础性工作,形成标准统一、便于统筹、执行高效的采购目录管理机制,既要准确理解和执行国家政策要求,又要结合采购人的具体实际,健全工作机制,强化风险控制,合理职责分工,加强标准化建设,便利于采购实施。

第二节　国家采购目录的发展

一、政府采购品目目录

目前我国政府采购品目目录的主要依据是财政部印发的《政府采购品目分类目录》(以下简称《分类目录》)。为适应深化政府采购制度改革和预算管理一体化工作需要,财政部对《分类目录》进行了修订,并于 2022 年 9 月发布。

广东省、山东省、浙江省、四川省等地根据地方实际,在《分类目录》的基础上进行了细化优化,制定了本地政府采购品目表。其中四川省从 2020 年起按照"对照标准、便于归集、有利采购"的原则,对常用的采购品目进行归集、整理,根据采购的实际需要对采购品目级次进行了整合,形成了《四川省政府采购品目分类目录》,对标国家目录,将四川省采购实践中常用的采购品目进行了梳理、归纳和提炼,结合工作实际需要新设了部分采购品目,如云计算,优化了采购品目次级,精简了采购品目数量,细化了采购品目解释,便利了采购项目实施,明确了政策监管标准。山东省在《分类目录》的基础上制定了《政府采购常用品目标准化指引》,确定了 40 个使用频次较高的采购品目,明确需求编制、采购实施、履约验收等重点工作环节的组织执行要求,提供采购需求、采购文件、履约验收等参考文本,确保相关采购项目的规范组织,提高采购业务规范性和执行质效。

二、采购品目目录的落地执行

在国家政策执行方面,除日常工作中耳熟能详的政府集中采购目录和限额标准外,节能产品清单、允许进口产品清单、面向中小企业采购品目指导目录、通用办公设备和家具配置标准、大型医用设备配置规划要求、脱贫地区农副产品采购指标等政策要求需引起同等重视并准确执行。目前,政府集中采购目录和限额标准实行中央和地方两级管理,各省政府集中采购目录和限额标准差别较大。在 2020 年发布的《政府采购法》(修订草案征求意见稿)中规定,由国务院统一制定政府采购货物、工程和服务的集中采购目录和限额标准。此内容的落地意味着集中采购目录和限额标准的全国统一,对现行采购管理模式可能带来的挑战需高度关注。

药械采购专业性、技术性强,事关人民群众健康,是国家从严管理的对象。国家分别制定了药品、医疗器械、体外诊断试剂等药械分类管理目录。在医疗保障制度深化改革的背景下,国家和地方医疗保障局主导以医用耗材采购平台为支撑,建立医用耗材集中采购目录和基本药品采购目录,此类专业性产品采购目录不同于通用政府采购目录,其内容细化到具体品牌、型号、品规、价格、厂家等信息,并以此为基础,建设由政府主导的集招标、采购、交易、结算、监督一体化的采购平台,相关人员在执行中也应该尤为注意。

第三节　医院采购品目管理探索

虽然国家在医疗采购管理上作出了较多的尝试,并形成了很多成果,但由于采购相关品目内容涵盖面广、体系复杂、专业性和政策性强、分类分级繁复,各医院在执行过程中,仍出现了大量的执行难题,主要表现在以下方面:一是采购品目繁杂技术上归类困难;二是机械性归类导致执行困难;三是归类错误导致政策违规,特别是触碰规避政府采购和公开招标的政策红线,未严格落实其他政府采购政策;四是基础标准缺失导致采购标准化程度低,专业化水平低;五是采购数据梳理缺少分类线索,数据管理水平低;六是内部归口管理职能界限不清,职能部门职责错位、缺位、越位问题突出。

一、采购品目部门管理

针对上述问题,四川省人民医院于 2018 年成立了招标采购中心,重造招采运行机制,重塑制度流程,建立了论采管用分离的采购运行机制和采购项目(除药品外)由招标采购中心统一实施的集中采购模式。在新架构运行之初,采购目录缺失的问题十分突出,确定哪些事项需要采购,哪些事项由哪个部门归口管理等问题迫在眉睫。在对采购管理架构进行顶层设计的同时,医院以制度建设为抓手,出台了医院采购管理办法,厘清了一系列问题。其中明确,医院采购项目实行归口管理部门负责制,归口管理部门的主要职责,一是负责医院采购项目的归口管理工作;二是负责归口管理范围内全院采购事项的统筹计划、采购论证、市场调研、成本测算、采购需求确定(包括工程采购所需经审核的图纸、清单、控制价等)及释疑、预算论证等;三是负责配合招标采购中心进行合同审核执行等工作。

医院对采购归口管理部门的职责也进行了划分,建立了 11 + X 采购归口管理机制。11 是指 11 个采购归口管理部门,分别是院长办公室、后勤保障部、基建办公室、保卫部、医学信息中心、医学装备部、预防保健科、宣传部、科技部、教育培训部、院感办。

其中院长办公室负责标识标牌、微信企业号项目、现场管理项目、数字化医院项目、院内有线通信维护改造、院内有线通信及网络服务、会务管理、公务接待、法律服务、安全生产、邮寄服务、印章刻制、无偿献血活动、院志编纂出版、全院工作制度汇编修订出版、文件档案管理、院领导报纸杂志订阅等；后勤保障部负责医院能源供应和动力运行，包括办公家具（包括防盗门）、被服装具采购，文件印刷，医用及工业气体采购，绿化，保洁，垃圾清运，车辆租赁，开水器租赁，搬运服务，办公耗材及电器（如烧水壶，烤火炉等），后勤类物资专用耗材（如层流室过滤器，水处理滤芯，颗粒盐等）采购，医用辅助耗材（如小便杯、载玻片等）采购，后勤类专用设备维修，普通电器类维修（如电视机、空调、机顶盒、微波炉、冰箱等），办公设备维修（如装订机、音响等），家具维修，房屋装修和修缮相关的货物、工程和服务采购；基建办公室负责基建类工程以及与工程相关的货物和服务（如项目建议书可行性报告、环境影响评价、交通影响评价、地勘、文物勘探等）；保卫部负责全院消防、监控、门禁系统等安保类货物、工程和服务（如消防维保、监控维保、停车场责任险等）；医学信息中心负责软件、硬件、系统等相关信息化建设的货物、工程及服务，信息类设备维修（如复印机、打印机、电脑等）；医学装备部负责获得国家食品药品监督管理总局①认证医疗器械注册证的产品及其维保、维修服务；预防保健科负责放射防护非医疗器械注册证类货物、服务；宣传部负责微信公众号、科室文化墙、海报、横幅、医生介绍、宣传片等宣传类制品、服务；科技部负责科研经费使用、成果转化所涉货物、服务；教育培训部负责教研室经费等所涉及货物、服务；院感办负责医院消毒类或感染防控类货物、服务。X 是指以上未明确归口范围的项目由预算归口管理部门负责审批。这种看上去十分琐碎的归类罗列方式构架出了医院采购目录的原始形态，虽然逻辑不周延、结构不完备、多级层次不清晰，但初步实现了采购目录从无到有，同时解决了采购品目归口划分的棘手问题。

二、采购品目目录编制

自 2019 年起，医院实行全面预算管理，采购作为医院支出的大户是医院预算的重要组成部分，加强采购预算编制，确保采购方式合法合规且有利于后期的采购实施对提升采购质效颇为关键，采购目录标准化则是提升采购预算编制水平的重要路径。参

---

① 2018 年机构改革后撤并为国家市场监督管理总局，下同。

照《分类目录》，以便于操作、有利实施、合法合规、符合实际为原则，医院财务部、招标采购中心、采购归口管理部门多部门共同参与制定了《四川省人民医院采购品目分类目录》。该目录内嵌进医院预算管理系统，通过信息化手段实现品目系统管理，强化了采购目录的刚性约束和预算论证的流程管理。医院采购品目分类目录主要包含品目代码、品目名称、品目说明、采购归口管理部门、预算指标等字段。为适应工作需要，医院采购品目分类目录建立了动态调整机制，一是注重满足业务发展特别是新项目开展需要；二是与省本级采购品目分类目录无缝衔接，在 2020 年四川省出台《四川省政府采购品目分类目录》后，以省级目录为标准对医院采购品目分类目进行了修订；三是开展了与电子招标采购平台采购品字典和医院 HRP 系统的物料和资产字典进行标准对标和关系映射的工作。医院 2022 版采购品目分类目录中列明的采购品目共 171 项，明确了医院的采购范围，并结合采购管理要求明确了管理的需要。

目前，医院采购品目分类目录的制定基本实现了集采购品目分级分类、归口管理职能分工、预算指标归集等业务要求和标准一体化清单式管理，将预算管理流程嵌入采购业务管理流程，实现了采购业务和财务管理在基础字典上的业财融合。《分类目录》的制定为采购项目识别归集，如判断采购项目是否政府采购、是否公开招标、是否面向中小企业等提供了依据，为采购项目统筹实施提供了抓手，为采购需求标准制定、采购文本范本制作提供了支撑，为进一步实现采购项目标准化路径管理，建成内外互联互通的医院一体化采购管理平台建立了坚实基础。

第四节　医院采购品目和组织体系合规管理实践

一、采购管理组织体系

根据医院本身的采购探索期和合规建设期,医院将采购分为政府采购、非政府采购两类。政府采购,是指使用财政性资金,采购国家依法制定的政府集中采购目录以内或采购限额标准以上的货物、工程和服务的行为。其中政府采购工程进行招标投标的,适用《招标投标法》。非政府采购,是指使用财政性资金采购国家依法制定的政府集中采购目录以外且采购限额标准以下的货物、工程和服务的行为。医院明确了采购活动公开透明原则、公平竞争原则、公正原则、诚实守信原则和讲求绩效原则。在管理要求上,明确以公益性为前提,以满足人民群众健康需求为出发点和落脚点,按照社会效益和服务效能最大化的宗旨开展采购活动;打造采购全链条"亲清精采"生态,创建"廉效专融"业态;整合资源,统筹规划,加强协同,实现采供保障高质高效;将采购管理与医疗、教学、科研、预防等核心业务活动充分融合,促进衍生价值创造;强化预算、需求、交易、履约等重点环节管理,综合采购成本与产出,以合理的成本获取良好采购绩效;按照"全面管控与突出重点并举、分工制衡与提升效能并重、权责对等与依法惩处并行"的基本原则,以"分事行权、分岗设权、分级授权"为主线,形成依法合规、运转高效、风险可控、问责严格的内部运转和管控制度,形成合规管理机制。

同时将医院采购的决策权、执行权、监督权分别由不同的部门行使,从而形成权力制衡、监管制约、相互博弈、廉洁高效的管理机制,这对医药采购管理透明性,以及监管具有事半功倍的效果,对医院管理质量和患者治疗质量均具有较好的提高作用。医院采购合规管理组织体系,由决策机构、议事协调机构、执行机构、监督机构构成。采购决策机构包括院党委常委会、院长办公会,主要职责为:讨论、审议采购管理制度,审议采购实施方案,以及重大招采事项。采购议事协调机构为采购工作领导小组,主要职责为:统筹协调医院的采购工作;研究医院采购管理制度;研究医院采购工作方案、采购计划;研究其他重大采购事项。采购执行机构为采购需求部门、采购归口管理部门、采购实施部门(招标采购中心)、其他采购职能部门等;采购监督机构为审计部。

二、采购实施管理

在采购实施中,医院采购预算实行全面预算管理,编制预算前采购归口管理部门应组织需求部门对采购项目的市场技术或者服务水平、供应、价格等情况进行市场调查,将市场调查价格作为预算申报金额。医院可通过咨询、论证、问卷调查等方式开展需求调查,了解相关产业发展、市场供给、同类采购项目历史成交信息,可能涉及的运行维护、升级更新、备品备件、耗材等后续采购,以及其他相关情况。面向市场主体开展需求调查时,选择的调查对象一般不少于 3 个,并应当具有代表性。市场调研完成后,进行预算论证,需求部门、采购归口管理部门应当结合医院的发展战略、部门工作计划和医院的实际情况,逐级对采购预算的必要性、可行性、经济性进行充分论证,论证通过后编制采购预算。

医院坚持"无预算、不采购"的一般性管理原则,即对本身预算管理提出了高标准和严要求,更在采购需求上提出了新的管理内容,医院结合合规管理要求,建立了采购需求"民主集中 + 多层审批"机制。采购需求管理应当遵循科学合理、厉行节约、规范高效、权责清晰的原则,符合法律法规、采购政策和国家有关规定,符合国家强制性标准,遵循预算、资产和财务等相关管理制度规定,符合采购项目特点和实际需要。确定采购需求应当明确实现项目目标的所有技术、商务要求,功能和质量指标的设置要充分考虑可能影响供应商报价和项目实施风险的因素。采购需求应当清楚明了、表述规范、含义准确。技术要求和商务要求应当客观,量化指标应当明确相应等次,有连续区间的按照区间划分等次。需由供应商提供设计方案、解决方案或者组织方案的采购项目,应当说明采购标的的功能、应用场景、目标等基本要求,并尽可能明确其中的客观、量化指标。

需求部门提交的采购需求,应当经部门集体决策通过。采购归口管理部门在收到采购需求后组织论证,并将论证通过的采购需求由采购归口管理部门分管院领导审批后提交招标采购中心。招标采购中心组织对预算金额 50 万元(含)以上的重大项目实施采购需求审查(采购精准论证),审查工作机制成员包括医院财务部、审计部、运营部、国资办、采购归口管理部门、招标采购中心等部门。同时针对重点风险事项,实行一般性审查和重点性审查。对于审查不通过的,应当修改采购需求内容并重新进行审查。一般性审查主要审查是否按照相关规定的程序和内容确定采购需求。审查内容包括:采购需求是否符合预算、资产、财务等管理制度规定;对采购方式、评审规则、合同类型、定价方式的选择是否说明适用理由;属于按规定需要报相关监管部门批准、核准事项,是否作出相关安排;采购实施计划是否完整。重点审查是在一般性审查的基础上,进行以下审查:一是非歧视性审查。主要审查是否指向特定供应商或者特定产品,包括:资格条件设置是否合理,要求供应商提供超过 2 个同类业务合同的,是否具有合理性;技术要求是否指向特定的专利、商标、品牌、技术路线等;评审因素设置是否具有倾向性,将有关履约能力作为评审因素是否适当。二是竞争性审查。主要审查是否确保充分竞争,包括:应当以公开方式邀请供应商的,是否依法采用公开竞争方式;采用单一来源采购方式的,是否符合法定情形;采购需求的内容是否完整、明确,是否考虑后续采购竞争性;评审方法、评审因素、价格权重等评审规则是否适当。三是采购政策审查。主要审查进口产品的采购是否必要,是否落实支持创新、绿色发展、中小企业发展等政府采购政策要求。四是履约风险审查。主要审查合同文本是否按规定由法律事务部审定,合同文本运用是否适当,是否围绕采购需求和合同履行设置权利义务,是否明确知识产权等方面的要求,履约验收方案是否完整、标准是否明确,风险处置措施和替代方案是否可行。

采购方式和计划上,医院要求遵循合法合规及与采购项目相适应的原则确定采购方式。采购需求客观、明确且规格、标准统一的采购项目,如通用设备等,一般采用招标或者询价方式采购,以价格作为授予合同的主要考虑因素,采用固定总价或者固定单价的定价方式。采购需求客观、明确,且技术较复杂或者专业性较强的采购项目,如大型装备、咨询服务等,一般采用招标、谈判(磋商)方式采购,通过综合性评审选择性价比最优的产品,采用固定总价或者固定单价的定价方式。不能完全确定客观指标,需由供应商提供设计方案、解决方案或者组织方案的采购项目,如首购订购、设计服务,一般采用谈判(磋商)方式采购,综合考虑以单方案报价、多方案报价以及性价比要求等因素选择评审方法,并根据实现项目目标的要求,采取固定总价或者固定单价、成本补偿、绩效激励等单一或者组合定价方式。招标采购中心以论证、审查通过的采购需求为依据,统筹全院采购项目,制订采购计划,统一明确管理采购方式,制订采购计划。采购计划根据采购项目实施的要求,充分考虑采购活动所需时间和可能影响采购活动进行的因素,合理安排采购活动实施时间。采购项目划分采购包的,要分别确定每个采购包的采购方式、竞争范围、评审规则和合同类型、合同文本、定价方式等相关合同订立、管理安排。最终由医院严格按照计划实施采购。

在采购履约验收中,采购项目原则上由采购归口管理部门负责验收。特殊事项医院有其他规定的,从其规定。验收应严格执行交叉审核、相互制衡的验收工作制度流程,明确并公示具体采购项目的验收责任人,由验收责任人对采购项目的品规、价格、质量、数量等事项按采购合同和相关标准严格验收并承担验收责任。采购归口管理部门应当依据合同约定的技术、服务、安全标准等,组织需求部门及相关人员对供应商履约情况进行验收,并出具验收报告。

同时对于履约验收方案,应当明确履约验收的主体、时间、方式、程序、内容和验收标准等事项。验收中可以邀请参加本项目的其他供应商或者第三方专业机构及专家参与验收,相关验收意见作为验收的参考资料。验收内容要包括每一项技术和商务要求的履约情况,验收标准要包括所有客观、量化指标。不能明确客观标准、涉及主观判断的,可以通过在使用人中开展问卷调查等方式,转化为客观、量化的验收标准。分期实施的采购项目,应当结合分期考核的情况,明确分期验收要求。货物类项目可以根据需要设置出厂检验、到货检验、安装调试检验、配套服务检验等多重验收环节。工程类项目的验收方案应当符合行业管理部门规定的标准、方法和内容。同时,一些医院加强了对 50 万元以上采购项目的履约验收情况的严格监督检查,由审计部牵头组织,相关部门共同参与,按照一定比例随机开展验收抽查,并实行责任倒查。

第
八
章

药品与医用耗材采购管理

　　党的十八大以来，党中央、国务院高度重视药品和医用耗材（以下简称药械）的集中采购工作，先后部署开展三轮四批次药品集中采购工作，取得了良好成效。2020年2月公布的《中共中央、国务院关于深化医疗保障制度改革的意见》（中发〔2020〕5号）要求全面实行药械集中带量采购，建立招标、采购、交易、结算、监督一体化的省级招标采购平台，推进构建区域性、全国性联盟采购机制，完善医保支付标准与集中采购价格协同机制，建立药品价格和招采信用评价制度，健全以市场为主导的药械价格形成机制。

第一节　药品、医用耗材采购的整体情况

医院药品、医用耗材采购是医院管理中的重要环节,药品、医用耗材采购的科学、有效管理关系着医院的医疗质量和长远发展。医院要构建起一套合理、合规的管理模式,有效规避药品及医用耗材采购风险,满足人民群众对高品质医疗服务的需要。

一、药品采购的整体情况

药品采购是一项政策性和专业性较强的工作,需严格遵循《药品管理法》《药品管理实施条例》《药品生产监督管理办法》《药品经营许可证管理办法》《国家卫生健康委办公厅、国家中医药管理局办公室关于印发第一批国家重点监控合理用药药品目录(化药和生物制品)的通知》等相关规定,并实时呼应国家药品采购体制的变迁。

我国最初对药品生产、流通、销售与使用等各个环节实行全面管制,逐步形成三级医药批发体制。20世纪80年代中期以后,我国逐步放开了对药品价格和采购的管制,探索以地市为单位开展药品集中采购工作试点,并逐渐过渡到以省级为单位进行试点。2009年发布的《中共中央、国务院关于深化医药卫生体制改革的意见》(中发〔2009〕6号)全面启动了新医改,进一步推动完善各地药品集中采购工作,鼓励各地积极探索各具特色的集中采购模式。

2019年国务院办公厅印发的《国家组织药品集中采购和使用试点方案》明确了国家组织药品集中带量采购的总体思路。截至目前,我国药品的带量采购已经历"4+7"阶段、扩围阶段、国家第二至第五批次集采、省级集采,已完全进入集采常态化阶段。带量采购的实施减少了药品购销过程中的灰色空间,降低了药品的价格,让人民群众能看得起病、用得上价格低廉的合格药品。

二、医用耗材采购的整体情况

医用耗材,是指经药品监督管理部门批准的使用次数有限的消耗性医疗器械,包括一次性及可重复使用医用耗材。医用耗材的应用关系到病人的生命健康安全,关系到人民群众看病就医的经济负担,医用耗材的精细化管理水平关系到医院自身运营成本水平。医用耗材管理是指医疗机构以病人为中心,以医学科学为基础,对医用耗材的采购、储存、使用、追溯、监测、评价、监督等全过程进行有效组织实施与管理,以促进临床科学、合理使用医用耗材的专业技术服务和相关的医用耗材管理工作,是医疗管理工作的重要组成部分。

《国家卫生健康委、国家中医药局关于印发〈医疗机构医用耗材管理办法(试行)〉的通知》(国卫医发〔2019〕43 号)中明确要求,医用耗材的遴选、采购、验收、存储、发放、临床使用、监测、评价等工作应进行全流程管理,医疗机构应按照合法、安全、有效、适宜、经济的原则,制定本机构医用耗材供应目录,并定期调整,限制医用耗材品种品规数量,对功能相同或相似的医用耗材限定供应企业数量。医用耗材由采购部门实施统一管理。其他科室或部门不得从事医用耗材的采购活动,不得使用非采购部门采购供应的医用耗材。

2018 年以来,医用耗材改革深入推进。以四川省为例,医用耗材采购从试点集中带量采购(以下简称集采)到逐步着手规范日常挂网采购,改革的方向、路径及政策框架逐步清晰并加快定型,坚持"搭平台、建机制、强监管"的基本思路,深耕源头治理、完善制度政策、强化平台监管,规范药械集中采购秩序。

《中共中央、国务院关于深化医疗保障制度改革的意见》(中发〔2020〕5 号)、《国务院办公厅关于完善公立医院药品集中采购工作的指导意见》(国办发〔2015〕7 号)出台,推动我国医用耗材采购改革。四川省随后发布《四川省人民政府办公厅关于进一步完善药品和医用耗材集中采购制度的指导意见》(川办发〔2020〕62 号)、《四川省医疗保障局等九部门关于印发〈四川省治理高值医用耗材改革实施方案〉的通知》(川医保发〔2020〕5 号)、《四川省医疗保障局关于印发〈四川省医用机构医用耗材集中采购实施方案〉的通知》(川医保规〔2021〕10 号)。按照政策的相关精神,四川省药械招采平台致力于成为集招标、采购、交易、结算、监督于一体的智慧型平台。目前全省公立医疗卫生机构在用药械已全口径通过新药械采购平台进行采购,实行订单信息流、货物物流、货款资金流"三流合一"的综合管理,对平台采购行为实行晒品规、晒价格、晒交易,公平、阳光、集成的药械集中采购新机制正在形成。

第二节　药品、医用耗材采购制度规范

一、药品、医用耗材采购形式

2021 年 2 月 19 日由四川省医疗保障局发布的《四川省医药机构药品集中采购实施方案》(以下简称《药品采购方案》)规定,医药机构在用所有药品原则上应通过四川省药械集中采购及医药价格监管平台(以下简称省药械采购平台)开展网上采购和结算。属于国家医疗保障局发布的《医保医用耗材分类与代码》目录,且具有医疗器械注册证的全部医用耗材(不含一类医疗器械);具有医疗器械注册证或备案凭证的全部体外诊断试剂均应在省药械采购平台进行采购。

(一)带量采购

目前,药品、医用耗材采购形式主要有国家统一组织集中带量采购、省级带量采购、其他带量采购。国家统一组织集中带量采购的,执行国家规定。

省级带量采购的相关规定:

药品范围。将质量疗效确切、临床用量较大、采购金额较高、竞争较为充分的药品分步纳入带量采购范围。具体采购品种按相应规则遴选确定。

入围标准。包括质量入围标准和供应入围标准。质量入围标准包括药品临床疗效、不良反应、质量抽验抽查情况等。供应入围标准包括医药企业的原料药来源、生产能力、市场信誉、信用评价结果、供应稳定性等。

约定采购量。全省参与集中采购的医药机构根据临床实际需求、用药趋势和使用管理要求等上报预采购数量,在报量的基础上,结合相关药品近年历史采购量,按一定比例确定约定采购量。

采购形式。在质量优先、价格合理、保障供应的前提下,通过公开竞价、谈判议价等方式确定中选企业和中选价格。

（二）价格联动采购

《药品采购方案》规定,价格联动采购的药品范围为未被纳入带量采购的医药机构常用药品,包括国家医保谈判药品、第二类精神类药品等。四川省药械招标采购服务中心(以下简称省药招中心)根据联动参考价规则核算联动参考价,按规定在省药械采购平台公布,医药机构可在联动参考价格内与医药企业自行议价采购。

2022年10月8日,四川省药械集中采购平台发布了《关于开展2022年医用耗材产品集中更新最低参考价格工作的通知》,要求所有已挂网产品(含试剂)都要开展最低价联动。根据文件,四川省医用耗材、试剂价格联动范围覆盖29个省份。属于四川省集中采购目录内且有外省最低参考价的医用耗材应纳入价格联动采购。外省最低参考价是指已在其他省级采购平台公布的最低中标价或挂网价等价格(不包括企业自报价、医疗卫生机构与企业自行议价、国家或省级带量采购中选价格,下同);各省级采购平台已正式公布中标价或挂网价但尚未发生交易的价格也纳入采集范围。

（三）备案采购

《药品采购方案》规定,备案采购的药品范围为临床急需的药品、新上市的创新药品、急抢救药品、血液制品、麻醉药品、第一类精神药品、毒性药品和放射性药品、国家和四川省人民医院相关部门公布的短缺药品。备案采购对应两类药品:新上市的创新药品、临床急需且暂未进行带量采购和价格联动采购的药品。新上市的创新药品(包括化学药品新注册分类实施前批准上市的1.1类新药和实施后批准上市的1类药品,1类治疗用生物制品,1类中药、天然药物),急抢救药品、血液制品、麻醉药品、第一类精神药品、毒性药品和放射性药品、国家和四川省人民医院相关部门公布的短缺药品,进行直接挂网采购。未挂网的企业可随时申报,及时增补挂网,由医药机构与医药企业自行议价采购。国家另有规定的从其规定。临床急需且暂未进行带量采购和价格联动采购的药品,经二级及以上医疗卫生机构申请、药品生产企业填报全国省级集中采购挂网价或中标价(无全国省级集中采购挂网价或中标价的可不提供)、省药招中心审核后纳入备案采购,医疗卫生机构在年度药品采购总金额1%限额内,与医药企业自行议价采购。药品生产企业和医疗卫生机构可随时申报,每月集中增补一次。

对于耗材,现有挂网产品无法替代的临床必需或应急需要(包括突发公共卫生事件、抢救危重病人、特殊人群、特殊病种等),且属于四川省医用耗材集中采购目录,但尚未纳入带量采购和价格联动采购范围的产品实行备案采购。如遇突发公共卫生事件、自然灾害等特殊应急情况,医疗卫生机构可先采购后备案,在 15 个工作日内补报备案,备案程序和要求不变。

高值医用耗材备案,原则上由省内三级及以上医疗卫生机构提出备案采购申请;低值医用耗材和体外诊断试剂备案,原则上由省内二级及以上医疗卫生机构提出备案采购申请,生产企业提供现行外省省级平台挂网价或中标价(若无外省省级平台挂网价或中标价的可不提供),经省药招中心审核,将符合备案采购条件的产品纳入备案采购范围,由医疗卫生机构与医药企业自主议价、自行采购。

目前备案采购主要涉及专机专用耗材,为支持保障临床学科发展需要及时购买仪器配套的耗材。四川省人民医院由医学装备部建立专机专用耗材目录,及时在平台进行备案采购,同时严控备案采购金额。

二、药品采购制度规范

《四川省人民政府办公厅关于进一步完善药品和医用耗材集中采购制度的指导意见》(川办发〔2020〕62 号)(以下简称《意见》)提出,坚持一个平台、上下联动、分类采购,实行招标、采购、交易、结算、监督一体化管理。坚持系统集成、协同高效、整体推进,增强医保、医疗、医药联动改革的整体性、系统性、协同性,保障群众获得高质量、有效率、能负担的医药服务,到 2023 年,全省医药机构(含公立医疗机构、医保定点社会办医疗机构、医保定点零售药店,下同)基本纳入药械集中采购管理。

对于采购平台,《意见》规定,药械集中采购全部实行平台管理。公立医疗机构在用药械必须全口径通过省药械采购平台进行采购,禁止一切形式的非平台采购。医保定点社会办医疗机构、医保定点零售药店根据定点协议,在省药械采购平台完成相关药械采购。省药械采购平台为医药机构、药械生产及经营企业提供价格申报、订单下达、货款结算等全流程服务,综合开展价格监测、执行监督、信息发布等工作,对药械集中采购的货款资金流、订单信息流、货物物流实行"三流合一"综合管理。

为进一步规范药品集中采购工作,根据《意见》等文件精神,结合工作实际和《药品采购方案》的规定,四川省人民医院进一步对医疗机构药品采购行为提出要求。

(1)医药机构按照相关规定,做好网上订购、到货确认、供货评价、备案采购、短缺上报、货款结算等工作,保证实际入库药品价格、数量与省药械采购平台订单价格、到货确认数量一致。

（2）医药机构应结合临床实际，进一步优化用药结构，降低患者用药费用。

（3）带量采购药品。医疗卫生机构在采购周期内，每年按照确定的约定采购量与医药企业签订带量购销合同，按照中选价进行采购、销售，不得二次议价。同时，应优先使用中选药品，并在合同周期内完成约定采购量。

（4）价格联动采购药品。医药机构在联动参考价格内自主议价采购，在同品种同类别药品中选择质优价廉的产品，公立医疗机构按照实际采购价实行零差率销售。国家另有规定的从其规定。

（5）备案采购药品。医药机构自行议价采购，公立医疗机构按照实际采购价实行零差率销售。申请备案采购药品的医疗卫生机构在备案通过后 30 日内未完成上网采购的，一年内不能提出备案采购申请。

对于货款结算，《药品采购方案》规定，医药机构作为货款结算第一责任人，应按规定与医药企业及时结算。各级医疗保障部门通过省药械采购平台共享药品采购、支付、结算数据，强化医药采购、货款结算、医保支付一体化监管。

对于监督管理，《药品采购方案》规定，各级医保部门按照职责做好药品集中采购监督管理工作。根据四川省人民医院药品和医用耗材集中采购信用评价和考核相关管理办法的有关规定，建立医药机构、医药企业信用记录数据库和诚信档案，划分诚信等级，设计等级评价标准，制定分类监管措施，实行分类动态管理。

三、医用耗材采购制度规范

《意见》的采购规定也适用于医用耗材的采购：公立医疗机构在用药械必须全口径通过省药械采购平台进行采购，医保定点社会办医疗机构、零售药店根据协议在平台开展采购。省药械采购平台对药械集中采购的货款资金流、订单信息流、货物物流实行"三流合一"的综合管理。为进一步完善四川省医药机构医用耗材集中采购制度，根据《意见》《四川省医疗保障局等九部门关于印发〈四川省治理高值医用耗材改革实施方案〉的通知》（川医保发〔2020〕5 号）等文件，四川省医疗保障局制定了《四川省医药机构医用耗材集中采购实施方案》（以下简称《医用耗材采购方案》）。

《医用耗材采购方案》的采购范围（所指的医用耗材）包括高值医用耗材、低值医用耗材和体外诊断试剂。依据国家医疗保障局医用耗材分类编码制定四川省医用耗材集中采购目录(目录另文公布),优先将四川省原阳光挂网的血管介入、非血管介入、骨科、神经外科、电生理类、起搏器类、体外循环及血液净化、眼科材料、口腔科、其他(补片、医用高分子材料、超声刀头等)共 10 大类 39 亚类高值医用耗材,真空采血管、注射器两大类低值医用耗材,除清洗液外的全部体外诊断试剂纳入四川省医用耗材集中采购范围。后续根据临床需要,动态调整集中采购目录,逐步将全省医药机构所需医用耗材全部纳入四川省药械集中采购及医药价格监管平台进行采购。

对于医药机构采购耗材,《医用耗材采购方案》提出以下要求。

(1)医药机构按照相关规定,做好网上采购、到货确认、供货评价、备案采购、货款结算等工作,保证实际入库产品价格、数量与省药械采购平台订单价格、到货确认数量一致。

(2)带量采购中选产品。医疗卫生机构在采购周期内,每年按照确定的约定采购量与医药企业签订带量购销合同,按照中选价进行采购、销售,不得二次议价。同时,应优先使用中选产品,并在合同周期内完成约定采购量。

(3)采购价格联动产品。医药机构应在联动参考价内自主议定采购价格,在同品种同类别医用耗材中选择质优价廉的产品,公立医疗机构按照实际采购价实行零差率销售。

(4)采购备案产品。医疗卫生机构自行议价采购,公立医疗机构按照实际采购价实行零差率销售。申请备案采购的医疗卫生机构在备案通过后 30 日内未完成上网采购的,一年内不能提出备案采购申请。

(5)其他。医药机构对配送的医用耗材产品应严格按照药监部门有关规定和要求进行资质审查和验收入库;医药机构在验收合格后,需根据实际情况在网上进行售后服务评分、配送服务评分和产品质量评分。三项综合评分纳入四川省药品和医用耗材集中采购信用评价和考核相关管理办法的有关规定进行处理。

对于货款结算和监督管理,与《药品采购方案》的规定相同。

对于高值医用耗材,2019 年 7 月,国务院办公厅印发了《治理高值医用耗材改革方案的通知》(国办发〔2019〕37 号),提出通过优化制度、完善政策、创新方式,理顺高值医用耗材价格体系,完善全流程监督管理,净化市场环境和医疗服务执业环境,并要求各地各有关部门明确责任分工,确保治理高值医用耗材各项改革措施落地生效。《四川省医疗保障局等九部门关于印发〈四川省治理高值医用耗材改革实施方案〉的通知》(川医保发〔2020〕5 号)对此有进一步规定。

（1）完善价格形成机制，降低高值医用耗材虚高价格。该通知提到，推进高值医用耗材分类集中采购，建立健全四川省医用耗材采购平台管理，完善阳光采购工作机制，调整完善高值医用耗材集中采购范围和目录。

（2）规范医疗服务行为，严控高值医用耗材不合理使用。一是严格落实医疗卫生行业管理责任。全省二级及以上医疗机构应成立医用耗材管理委员会，负责制定本机构医用耗材管理工作规章制度并监督实施。完善重点科室、重点病种的临床诊疗规范和指南，加强医务人员培训和医用耗材临床使用考核评估，加大医疗质量抽查力度，开展重点领域专项治理行动。二是完善医疗机构自我管理。各医疗机构应建立高值医用耗材院内准入遴选制度、院内使用点评机制和异常使用预警机制。三是加强医保定点医疗机构服务行为管理。将高值医用耗材使用情况纳入定点医疗机构医保服务协议内容，对违反医保服务协议的，通过约谈、警示、通报批评、责令限期整改、暂停或解除协议等方式进行处理。

（3）健全监督管理机制，严肃查处违法违规行为。该通知提到，要强化流通管理，公立医疗机构要建立配送遴选机制，积极探索四川省公立医疗机构通过"两票制"等方式，减少高值医用耗材流通环节，推动购销行为公开透明。此外，该通知还要求加强公立医疗机构党风廉政建设，严格落实"一岗双责"，落实全面从严治党主体责任，将预防和惩治高值医用耗材管理使用中的腐败问题作为全面从严治党的重要内容。同时，要加大违纪违法行为的查处力度。把高值医用耗材专项整治纳入四川省纠正医药购销领域和医疗服务中不正之风省际联席会议的重点工作范围，定期开展高值医用耗材专项督导检查工作。加强对高值医用耗材生产经营企业、医疗机构和医务人员的行为约束，加大涉及高值医用耗材典型案例的通报力度，形成震慑。

（4）完善配套政策，促进行业健康发展。该通知提到，合理调整医疗服务价格，做好医保与价格政策的衔接配合。此外，该通知要求加快建立符合行业特点的薪酬制度，落实两个"允许"的要求，积极改革完善公立医疗机构薪酬总量核定、内部绩效考核和薪酬分配办法，调动医务人员参与治理高值医用耗材改革的积极性。

第三节　药品、医用耗材采购组织与操作流程

一、药品采购组织管理与操作流程

(一)医院药品采购组织管理

1. 药事管理组织及采购目录规范

医院应当依法设立专门的药事管理组织并制定采购目录。根据《医疗机构药事管理规定》(以下简称《药事管理规定》)第7条"二级以上医院应当设立药事管理和药物治疗学委员会;其他医疗机构应当成立药事管理与药物治疗学组"的规定,不同级别的医院应针对药品设立管理委员会或管理组织。

《药事管理规定》第7条还规定了管理委员会或管理组织的人员构成,如二级以上医院药事管理和药物治疗学委员会委员"由具有高级技术职务任职资格的药学、临床医学、护理和医院感染管理、医疗行政管理等人员组成";药事管理和药物治疗学组"由药学、医务、护理、医院感染、临床科室等部门负责人和具有药师、医师以上专业技术职务任职资格人员组成"。

根据《药事管理规定》第9条的规定,药事管理和药物治疗学委员会(组)的职责之一是制定本机构的基本用药供应目录。医疗机构应当根据《国家基本药物目录》《处方管理办法》《国家处方集》《药品采购供应质量管理规范》等制定基本用药供应目录。

2. 四川省人民医院药事组织管理

四川省人民医院设立医院药事管理与药物治疗委员会(以下简称药事委员会)作为医院药事管理和药品管理的监督权力机构和对医院药事各项重要问题作出专门决定的专业技术组织。其职责是主要负责制定医院药品处方集和基本供应目录,推动药物治疗相关临床指南和药物临床应用指导原则的制定与实施,监测、评估医院药物使用情况,提出干预和改进措施,指导临床合理用药;分析、评估用药风险和药品不良反应、药品损害时间,并提供咨询指导;建立药品遴选制度,审核医院临床科室申请的新

购入药品、调整药品品种或者供应企业和申报医院制剂等工作。

在制度建设方面,四川省人民医院严格按照相关政策要求持续完善药品采购管理制度,制定了《药事管理与药物治疗学委员会章程》《新药遴选工作制度》《常规药品采购管理制度和采购流程》,逐步建立健全了涵盖组织管理、采购管理、品规管理、使用管理、应急管理、信息管理、供应商管理等内容和覆盖药品采购全流程的药品采购制度体系。

(二)药品采购操作流程

1.医院药品采购操作流程

统一采购规范。药学部门、医用耗材管理部门的统一采购,以招投标方式为例,所有公立医疗机构均应参加药品集中带量采购。根据每种药品入围的生产企业数量分别采取相应的集中采购方式:入围生产企业为3家及以上的,采取招标采购的方式;入围生产企业为2家的,采取议价采购的方式;入围生产企业只有1家的,采取谈判采购的方式。

根据《药事管理规定》第25条、《医疗机构医用耗材管理办法(试行)》(以下简称《医用耗材管理办法》)第15条的规定,临床使用的药品应当分别由药学部门实行统一采购,其他科室、部门或医务人员不得进行前述采购活动,且医疗机构不得使用非由药学部门采购供应的药品。药学部门不同于药事管理组织,《药事管理规定》第11条第2款规定,"三级医院设置药学部,并可根据实际情况设置二级科室;二级医院设置药剂科;其他医疗机构设置药房"。

2.四川省人民医院药品采购流程

药学部采购药品严格执行"四川省药械集中采购与医药价格监管平台"的要求及国家相关政策,掌握药品动态和市场信息,在省平台上进行线上采购,公开交易,对不符合国家规定要求的,不得购进和使用。药学部采购药品必须向证照齐全、获得医疗药品供应资质的经营批发企业进行采购并实行"两票制",并将供货单位相关资质存档备案,定期审核证件的有效期。

常规药品采购由药品库房保管人员定期根据信息系统采集的药品消耗量自动生成药品采购计划,结合各药品的库存动态用量变化提交合理的购药计划,经库房组长确认,分管主任审核后,形成正式的药品采购计划,交给采购人员实施采购。药学部定期将药品采购情况报药学部主要负责人、四川省药械集中采购与医药价格监管平台,并报分管院长,接受审计监督。

药品验收时实行双人验收,需要检查药品的外包装,核对随货同行单或发票单,验收供货单位、药品名称、剂型、规格、数量、生产厂家、生产日期、生产批号、有效期、批准文号等,同时收取同批次药品的检验报告单、上游公司票据、出库单复印件,冷链药品需收取在途温度记录单,血液制品还需收取生物制品批签发证明,验收完毕后由验收人双签字确认。进口药品,除上述内容外,还需要验收进口药品注册证、进口药品注册证号、检验报告单及进口药品通关单。药品验收合格后,由药学部药品信息员负责将采购药品的信息上账,库房管理员确认上账数量是否正确。近效期药品原则上不得购进,除抢救药品、手术药品、临床必需且无替代品种外,并报告分管主任签字同意后方可购进。

二、医用耗材采购的组织管理与操作流程

(一)医用耗材采购的组织管理

根据《医用耗材管理办法》第 7 条的规定,"二级以上医院应当设立医用耗材管理委员会;其他医疗机构应当成立医用耗材管理组织",不同级别的医院应针对医用耗材设立管理委员会或管理组织。

《医用耗材管理办法》第 7 条规定了管理委员会或管理组织的人员构成:医用耗材管理委员会由具有高级技术职务任职资格的相关临床科室、药学、医学工程、护理、医技科室人员以及医院感染管理、医用耗材管理、医务管理、财务管理、医保管理、信息管理、纪检监察、审计等部门负责人组成。

根据《医用耗材管理办法》第 9 条的规定,医用耗材管理组织负责建立医用耗材遴选制度,制定本机构的医用耗材供应目录。根据此规定,医院应当从已纳入国家或省市医用耗材集中采购目录中遴选出本机构医用耗材供应目录。

(二)四川省人民医院医用耗材的组织管理

根据国家和四川省先后出台的《中共中央、国务院关于深化医疗保障制度改革的意见》(中发〔2020〕5 号)、《国务院办公厅关于完善公立医院药品集中采购工作的指导意见》(国办发〔2015〕7 号)、《四川省人民政府办公厅关于进一步完善药品和医用耗材集中采购制度的指导意见》(川办发〔2020〕62 号)、《四川省医疗保障局等九部门关于

印发〈四川省治理高值医用耗材改革实施方案〉的通知》(川医保发〔2020〕5号)、《四川省医疗保障局关于印发〈四川省医用机构医用耗材集中采购实施方案〉的通知》(川医保规〔2021〕10号)等规定,四川省人民医院按要求设立医用耗材管理委员会,负责贯彻执行医疗卫生及医用耗材管理等有关法律、法规、规章,审核制定本机构医用耗材管理工作规章制度,并监督实施;建立医用耗材遴选制度,审核本机构科室或部门提出的新购入医用耗材、调整医用耗材品种或者供应企业等申请,制定本机构的医用耗材供应目录;推动医用耗材临床应用指导原则的制定与实施,监测、评估本机构医用耗材使用情况,提出干预和改进措施,指导临床合理使用医用耗材;分析、评估医用耗材使用的不良反应、医用耗材质量安全事件,并提供咨询与指导;监督、指导医用耗材的临床使用与规范化管理;负责对医用耗材的临床使用进行监测,对重点医用耗材进行监控;对医务人员进行有关医用耗材管理法律法规、规章制度和合理使用医用耗材知识的教育培训,向患者宣传合理使用医用耗材知识;与医用耗材管理相关的其他重要事项。

医用耗材管理委员会的日常工作由医学装备部和医务部门分工负责。医学装备部、医务部设立专人负责医用耗材管理委员会的日常工作。医学装备部负责医用耗材的遴选、验收、存储、发放等日常管理工作。医务部负责医用耗材的临床使用、监测、评价等专业技术服务的日常管理工作。医学信息中心负责医用耗材管理信息系统。招标采购中心负责医用耗材采购工作。

(三)医用耗材采购操作流程

统一采购规范,根据《医用耗材管理办法》第15条的规定,临床使用的医用耗材由医用耗材管理部门实行统一采购,其他科室、部门或医务人员不得进行前述采购活动,且医疗机构不得使用非由医用耗材管理部门采购供应的耗材。根据《医用耗材管理办法》第5条的规定,医疗机构应指定具体部门作为医用耗材的管理部门,负责医用耗材的采购等日常管理工作。

(四)四川省人民医院医用耗材采购流程

四川省人民医院根据国家主管部门相关政策实时更新院内管理制度,梳理医院基本情况,及时研判国家医保政策及医药改革动向,分类制订耗材管理方案,优化院内采购管理流程,及时修订采购需求书、采购合同模板,在新老交替的磨合期有力保障院内耗材合规供应。按照医院招采分离和集中采购机制,四川省人民医院耗材采购流程如下。

科室亚专业组组长申请,由医学装备部初审,初审后根据耗材类别移交至医务部、护理部等相关行政职能部门。医务部组织科室"临床专家论证组"论证,论证原则基于卫生技术评估、卫生经济评估及学科发展情况等因素。论证通过后,由医学装备部组织市场调研,临床科室推荐 1~3 种品牌进行使用体验并对各品牌评分,向耗材管理委员会汇报临床使用相关数据,由该委员会投票决议是否正式引入。确定最终使用后,由招标采购中心实施采购,组织签订采购合同,合同签订完成后医学装备部负责组织合同执行。符合院内临时采购流程的采购项目按耗材临时采购流程执行。

在带量采购方面,四川省人民医院积极响应国家、区域带量采购政策,已完成国家组织冠脉支架集中带量采购、"六省二区"省际联盟冠脉扩张球囊集中带量采购、国家组织人工关节集中带量采购、京津冀"3+N"联盟冠脉药物球囊类和起搏器类医用耗材带量联动采购、京津冀"3+N"联盟人工晶体类医用耗材带量联动采购。医院从信息数据库中提取前期参与带量采购品种的使用量,为后续报量提供参考;然后由使用科室在参与带量采购范围内,根据科室业务量的评估及学科发展需要进行产品选择,最后由医务部审核科室预估使用量后进行最终数量的上报。

第四节 药品、医用耗材采购合规管理

一、药品、耗材采购合规管理

一般而言,医院药品、耗材的采购合规管理包含以下几个方面。

1. 制度规范

医院需严格按照国家、省级相关政策并结合医院实际制定药品、医用耗材采购制度规范。药品采购制度规范应涵盖药事管理委员会章程、国家、省级集采药品执行方案、非集采品种新药遴选规范、临时用药采购流程等方面的内容。医用耗材管理组织负责建立医用耗材遴选制度,制定本机构的医用耗材供应目录。

2. 运行机制

医院药品、耗材采购应在医院药事管理委员会、医院耗材管理委员会的领导下,分别设立专门采购部门负责全院的药品采购、储存和供应工作。依据医院基本用药、耗材目录科学地制定采购计划,经审核后进行采购。药品采购、耗材采购的采购权为采购部门专有,其他任何科室和个人不得自购、自制、自销药品及耗材。

按照风险防控原则设置采购工作岗位,明确职责划分;保证审批、采购、执行及评价等不相容岗位相互分离。在采购实施过程中经过相应的书面审批,审批通过后方可实施采购活动。

3. 采购方式

对于已纳入国家或省市集中采购目录的药品,应遵守集中采购管理的相关规定。其中,国家统一组织集中带量采购的,执行国家规定;省级带量采购,根据四川省药品采购相关要求进行采购。对未纳入集中采购目录的药品,如中药饮片、中药配方颗粒,按照相关法律、行政法规和国务院的有关规定,采用适当的采购方式,确定需要采购的产品、供应商及采购数量、采购价格等,并签订书面采购协议。

4. 目录管理

严禁采购"食""妆""消""械"等非药保健品及无批准文号、无厂牌、无注册商标的药品供临床使用。对于特殊抗菌药物,需严格遵守特殊药品使用会诊制度。

5. 验收管理

在采购过程中,严格执行药品的进货验收制度,如实记录每批药品的进货情况。要建立药品生产、配送企业资质档案并确认档案的真实、有效、完整。出现药品生产厂家、供应商、药品包装等信息变更时,及时核实变更情况并由相关方提供变更说明。发现药品质量情况及时反馈处理。必须严格执行药品质量验收制度,查验药品厂家或药品配送公司是否提供了随货同行单、检验报告、药品注册证等;如发现采购药品有质量问题,要拒绝入库。采购进口药品时,必须索取加盖供应商单位公章的《进口药品检验报告书》。

6. 药品及医用耗材采购合规建议

不可否认,药品和耗材采购利益"盘根错节",带金销售备受"诟病"。随着政策高压,反腐力度加大,虚高定价的空间必然被压缩,靠"以药补医、以材补医"的时代必然终结,设计合理的内部绩效考核体系,发挥绩效考核指挥棒的作用,加强内部药品和耗材的管理,提升医务人员的积极性,提高医务人员的正向待遇,提高精细化运营效率,成为医院管理的必然发展之道。

一般而言,药品及医用耗材采购过程中存在以下风险点:一是采购管理不严的风险,若未对药品及医用耗材的采购进行集中统一管理,易导致遴选、采购、验收、存储、发放等工作分散且混乱无序,出现违规后果;二是规避集中采购的风险,即对于已纳入国家或省市目录的药品及医用耗材,未严格执行集中采购,触碰医用耗材采购政策红线,将产生严重后果;三是资质审查不严的风险,对合规自行采购的医用耗材,在采购环节对供应商、产品等资质审查不严,导致采购的医用耗材资质不符,埋下风险隐患;四是医疗安全风险,若对医用耗材的库存管理和近效期医用耗材的动态监控不严,易导致使用过期医用耗材;对医用耗材渠道和验收的管理不严谨,则容易导致供应商供应三无产品、以次充好等,从而导致医疗风险。

此外,招投标环节亦是风险高发领域,如果在招投标环节出现不合规行为,还可能触碰法律的红线。根据《招标投标法》第22条、第32条的规定,招投标过程中,招标人不应向任何人透露潜在投标人的情况以及可能影响公平竞争的情况,不得与投标人串通投标。例如,投标人向医疗机构负责招标的工作人员行贿,工作人员透露关键信息,或与投标人串通按照其提供的设备参数设置招标参数,以达到排除竞争对手,提升中标概率,甚至"内定"中标人的效果。根据《招标投标法》第51条的规定,如果医疗机构以不合理的条件限制或者排斥潜在投标人、对潜在投标人实行差别歧视待遇,或限制投标人之间的竞争,可能被主管机关责令改正,处1万元以上5万元以下的罚款。如果与潜在投标人串通投标,损害其他投标人利益构成串通投标罪的,根据《刑法》第223条的规定,可能被判处3年以下有期徒刑或者拘役,并处或者单处罚金。如果招投标过程中违反规定,情节严重构成串通投标罪的,还可能受到刑事处罚。

二、药品、耗材采购流程合规管理

结合相关规定,建议医疗机构从以下四个方面关注采购流程的合规管理。

(1)依法设立专门的药事管理组织、医用耗材管理组织,更要制定与之匹配的、具有可操作性的内部制度规范。建立完善药品、医用耗材遴选制度,根据相关规定编制本机构的基本用药供应目录和医用耗材供应目录。

(2)依照相关规定,由药学部门、医用耗材管理部门对采购供应事务实行统一管理,为采购事务全周期全环节制定详细的操作细则。医疗机构以招投标的方式采购药品、耗材的,评标定标的机构和程序均应符合要求。更为重要的是,采购过程中应当严防出现廉洁违规行为,防范相关人员接受供应商的商业贿赂、在招标前与供应商协商定价、排斥其他供应商公平竞争的机会、串标等违法现象的出现。

(3)规范采购合同的内容、签署环节。为避免争议,医疗机构应与按照相关程序选定的供应商签署采购合同和廉洁购销合同。为防范法律风险,医疗机构可寻求专业第三方帮助,制定完善的采购合同及廉洁购销合同模板文件。拟定采购合同时,应关注采购计划,根据库存信息制定合理的采购量,明确采购的数量、规格、型号、用途。根据国家对医疗机构采购、使用药械的相关规定,在采购合同中应对产品质量要求、进货检查验收等作出严格约定,要求供应商提供生产、经营许可证、采购产品的相关注册证书、检验证明、生产批件等,确保采购资质合格的产品。

(4)完善药械进货检查验收制度。医疗机构应当严格审查供应商资质,采购药械应索要发票,验明发票、供货方随货同行单与实际购进的药械品种、规格、数量等,否则不得验收入库。

第
九
章

设备采购合规管理

　　随着生命科学与电子技术的日新月异，医疗设备也不断推陈出新。而由循证医学主导的现代临床医学诊疗对医疗设备的要求越来越高。智能化、精细化的医疗设备也越来越成为一个优质医院不可或缺的硬件条件。医疗设备采购对于医院的正常运转和提供高质量医疗服务至关重要。随着公立医院的高质量发展要求，设备采购、维护、保养、升级的开销也不断增加，目前医疗设备的采购支出已成为医院最主要的常规支出之一。医疗设备采购的合规问题在医院采购管理中显得非常重要。

第一节 医院设备采购的整体情况

尽管医疗设备的采购制度已经逐步规范,但因为医疗设备固有的专业性强、信息不透明、信息沟通不流畅、采购资金规模巨大的特点,如何有效进行设备采购合规管理,仍然是摆在医疗机构面前的重要课题。特别是在近年来医疗设备技术发展迅速、医疗设备采购大幅增加的背景下,采购合规管理显得尤为重要。

一、医院设备采购的发展历程

我国公立医院医疗设备的市场化采购是伴随我国市场经济体制改革一同发展起来的,与医疗设备产业和医院自身管理体制改革密切相关。了解我国医疗设备采购体系的特点,掌握整个建设与发展过程存在的不足,有助于我们更有效地制定设备采购合规管理策略。

1996年,卫生部发布了《医疗卫生机构仪器设备管理办法》(已废止),2000年,国务院发布了《医疗器械监督管理条例》(已修订),公立医院开始拥有相对独立的市场和社会主体地位,开始探索进行独立性和自主性的医疗设备的采购。公立医院在医疗设备采购过程中,开始逐渐摆脱对医疗行政管理部门的依赖,逐步建立起相对较为独立、自主的医疗设备采购体系。

21世纪初期,医疗设备采购管理体系进入快速发展和逐步完善的重要阶段。此时《招标投标法》修正及《大型医用设备配置与使用管理办法》(已废止)、《医疗卫生机构医学装备管理办法》等出台,为医疗设备采购管理工作提供了法律依据和管理规范。但在全国范围内仍缺乏统一的建设标准,因此此时采购体系建设进程虽然加快,但是各类公立医院整体的建设水平仍存在较大的差异性。

2017年至今,为进一步探索与完善阶段。2017年7月,国务院办公厅颁布了《关于建立现代医院管理制度的指导意见》,要求公立医院大力推进现代医院管理制度建设,强化成本核算与控制,推动医院管理走向规范化、精细化、科学化,这对医院整体管理和设备采购管理提出许多新的、具体的要求。公立医院必须在强化成本核算与控制、实施全成本核算、提高设备采购使用效益、全面实施精细化管理和质量管理等方面进行更积极的探索与实践。

二、设备采购的重要性

随着国内各级医院诊疗技术的不断提高,临床对于医疗设备的依赖性也越来越强,先进的医疗设备不仅能提高患者的医疗体验,提升医院的临床治疗水平,而且能较大程度地避免医疗设备在患者使用过程中出现问题,保障医院的正常运营和提供高质量医疗服务。但是事物具有"两面性",如果医疗机构一味追求"高精尖"的医疗设备,则可能会诱发过度检查等医疗风险,增加患者的医疗费用,进而可能会引发医患纠纷。因此,医院设备采购对于医院的正常运营和健康高质量发展至关重要。医院应注重设备采购的质量,加强采购合规管理,确保医院设备采购的合法合规。

一是确保医院正常运营。医院设备采购是保障医疗设备设施的完善和正常运营的关键环节。医院通过不断更新设备,以满足日益增长的医疗需求,提高医疗服务质量,为患者提供更好的诊疗体验。如果医院设备落后,不仅影响医疗服务质量,还可能导致患者要求转诊,严重时可能会影响医院的声誉和信誉。

二是提高医疗服务质量。医疗设备是医生诊断、治疗疾病的重要工具,高质量的医疗设备可以帮助医生提高诊断准确率和治疗效果,同时也可以缩短诊断和治疗时间,提高医疗效率和患者满意度。因此,医院必须从设备采购入手,不断更新和升级设备,以提高医疗服务质量。

三是保障医疗安全。医疗设备的安全对于患者生命安全至关重要,设备的质量问题和技术问题是影响医疗安全的关键因素。医院设备采购必须遵守国家和地方法律法规,严格按照标准采购和使用医疗设备,确保设备的质量和技术符合标准,保障医疗安全。

四是提高医院竞争力。医院设备采购是医院竞争力的重要组成部分。在当今竞争激烈的医疗市场中,设备的新颖和高端化已经成为医院的竞争力。优质的设备不仅可以提高医疗服务质量,而且可以吸引更多的患者,为医院赢得更好的口碑。

三、医院设备采购中常见的合规问题

在我国,公立医院的大型医疗设备采购均应当在省级卫生行政管理部门的指导下进行。行政主管部门往往只从配额进行控制,对金额、类型等方面都无法进行实际指导,导致公立医院大型医疗设备的购置处在自由发展的"放任"状态,对于医疗设备是否符合医院发展的需要,是否能提升医院学科发展,是否能促进地区诊疗水平的提高,一直都存有较大争议。且医疗设备采购又是商业贿赂的"重灾区",从近年来各地查办的案件来看,医疗系统腐败多涉及医疗设备。因此,医院设备采购的合规问题不容忽视,一般可分为以下类型。

一是需求论证不充分。由于目前医疗行业竞争加剧,少数医疗机构基于吸引患者、包装医疗设备装配形象等原因,甚至个别领导基于从采购中获取利益等原因,在购置大型医疗设备过程中不从医院需要和实际出发,盲目决策,草率上马高精尖装备或与当地医疗需求不相适应的医疗设备,导致医疗资源被大量闲置,造成经济损失。决策性浪费是最大的浪费,尤其在我国医疗卫生资源严重不足的情况下,这种不良现象严重阻碍了卫生事业的发展。有些设备需求论证不太充分,购置之后才发现需求并不大,最终只能闲置存放,也没有适当的调配措施加以利用;有些设备故意拆分购置,不进行公开招投标,极易造成商业贿赂。

二是资源分配不合理。公立综合医院科室众多,大部分科室都想通过采购高端医疗设备或者开设新的诊疗项目来发展壮大自己,但是医院每年设备采购预算是有限的,这样容易产生"僧多粥少"的现象。现在设备采购的预算决策缺乏整体发展战略安排,采购预算编制无严格论证流程,内部沟通成本较高,采购人员的采购专业意见往往受到相关科室或者医院领导的影响或限制,最终采购分配与科室话语权强弱具有较大关系,资源分配不均。

三是公立医院存在重资金、轻资产的管理倾向。该导向将会造成资产信息不对称的后果,导致信息化资产的基础管理薄弱;同时在医院内部管理中设备购置后的资产后续考评和跟踪问效机制不健全,事后惩处不够严厉,违规违纪成本较低,也使医院对医疗设备采购的随意性较大。

四是设备采购招投标程序不符合相关规定。医疗设备的采购本身就是一个市场交易行为,市场交易的相关信息的流转和展示是市场交易公平性的基本保障,然而医

疗设备,特别是在高端医疗设备的采购过程中,市场价格和设备信息来源相对较少,采购信息不透明,公开程度较差,有时存在"暗箱操作"。设备采购中,医院采购业务部门受限于信息来源,不易对设备参数进行准确评估,从而出现参数指标设定不当或变相指定品牌等限制竞争的情形;同时因为信息的封闭性,部分供应商的串标、围标行为更具隐蔽性,严重影响招投标的公正开展。

五是采购合同的签署和履行不当。就合同本身而言,有些招投标合同不够规范,缺少某些重要条款。就合同履行而言,预付款、到货款未按合同约定支付;或医疗设备采购合同签署后,有些采购人员并没有对各厂家的合同履行情况进行持续的跟进和监控,设备的售后服务也不理想,不能确保采购目的得以完整实现。

六是利益输送。当前医疗设备的销售市场呈现供大于求的局面,竞争相当激烈,一些供应商为了生存和发展,采取不正当的营销方式换取采购机会,造成医疗机构资源的浪费。

第二节　设备采购的采购合规管理实践

一、医疗设备采购策划

（一）医疗设备采购预算编制

医院的医疗设备采购是根据不同的专业、科研及教学需要进行的,医疗设备采购以满足临床诊疗及引导学科发展为目标,以提升医院诊疗水平为方向,以满足患者就医需求为宗旨,故采购预算编制时要时刻把握医疗设备的目标、方向和宗旨。医疗设备通常分为专科类设备和基础类设备两大类。

医疗、教学及科研所用的各种医疗器械,必须严格按照医院相关要求,由医疗设备管理部门在上一年度做好下一年度的医疗设备预算计划。各使用科室须按照有关要求,就将购置或升级的医疗设备,提交申请理由、数量、预算金额、经济效益等资料,并提交给医疗设备管理部门。医疗设备管理部门按有关科室提出的项目进行预算编制,编制出年度医疗设备的预算草案。医疗设备管理部门将依据医院的运营情况、学科发展、科研需求和质量控制需求等多方面对各项目进行论证和评价。医疗设备管理部门将对评审的成绩进行统计和汇总,充分运用排名等机制,按照医院每年的医疗设备投入经费进行遴选,形成医疗设备采购预算"一上"清单提交院长办公会、党委常委会审议,根据会议的修改意见再次调整,形成"二上"清单,提交院长办公会、党委常委会审议,形成最终年度预算清单,提交卫生主管部门和财务部门审批,医院执行由同级财务部门批复的年度预算。

医院应严格执行《预算法》及其实施条例的有关规定,落实"无预算不采购"的管理理念。特别是近年来全球的公共卫生事件频发,医院财政处于紧平衡状态,收支矛盾较为突出,加之预算管理中存在统筹力度不足、过紧日子意识尚未牢固树立、资源配置使用效率有待提高等问题,医院需建立涵盖绩效评估机制、绩效目标管理、绩效运行监控以及绩效评价和结果应用的全过程预算绩效管理链条。

（二）医疗设备配置思路

医疗设备在医院建设和发展中有着重要地位和作用，它是提高医疗水平和医疗质量的重要基础，是开展医疗新技术、新方法、新手段研究的重要条件，更是保障医院稳定、持续发展的重要支柱。医院在配置大型医疗设备时，应考虑医院的公益性定位及医院的中长期发展规划，并对大型医用设备实行分级分类配置规划和配置许可证管理。在购置医疗设备之前，医院需要制定从临床科室申报、管理部门调研论证、采购部门实施招标采购到设备投入使用的标准流程，但从目前的执行情况来看，医疗设备配置管理还存在很大程度的改善空间。

公立医院购买设备的资金来源主要是财政拨款和自有资金。在前期粗放式增长的背景下，医院缺少针对设备配置的管理，没有结合医院战略发展规划明确设备配置标准，设备配置前期论证不充分、不科学的情况长期存在，甚至没有进行可行性研究和资产的产出效益，导致盲目配置、重复配置、超需求、超标准配置等问题，造成资源浪费、资产利用效率低、患者负担较重等一系列后果。

传统意义上的公立医院设备配置管理思路，通常侧重于对单台设备成本效益进行分析，在进行配置论证时，更多地分析单台设备的投资回报率、投资回收期等。这种方式将设备作为一个独立的个体，忽视了设备是诊疗行为必不可少的资源，也是医院的重要组成部分的特点，未从全局出发进行分析。同时也未考虑存量资产和增量资产的关系，容易出现前期论证合理，但最终设备使用效率不理想的问题。下面，基于 DRG 支付方式改革背景下，探讨大型公立医院医疗设备的配置思路。

医保 DRG 付费可以激励医院节约成本，公立医院为了能获得盈余必须减少不必要的医疗支出，例如，减少大型设备检查和加快床位的周转率，提高资产利用率，并且加强医院营运能力和管理效率。以 DRG 成本核算为基础，通过收入成本分析、临床路径建设等方式，加强设备配置管理，可以促进公立医院资产高效运转，减少闲置浪费，不断优化医院资产结构。

从 DRG 成本维度进行设备配置，可从医疗行为本身、医院整体等视角评估设备配置的必要性。设备配置的视角由"点"（设备）到"线"（临床路径）再到"面"（医院整体），由微观到宏观，可以有效避免重复配置、低效配置、超标准配置等，提高医院运营效率，使医院资产结构更加优化。

DRG 成本管理在公立医院设备配置的应用，主要有两种方法：一种方法是采用临床路径管理的方式,通过建设标准化的临床路径,结合医保 DRG 付费要求,对公立医院设备配置进行指导;另一种方法是通过对 DRG 项目收入与成本或者不同科室间项目成本进行对比,寻求最佳设备配置方案。

二、医疗设备采购管理

随着医学科学技术飞速发展,各种医疗设备层出不穷,技术迭代日新月异,同类设备差异发展,各种性能、质量和技术标准都不尽相同,给医院采购设备增加了一定的困难。医疗设备采购是医院管理工作的重要组成部分,是医院引进先进设备与技术的窗口,关系到医院的后期运行成本以及临床工作效果。因此,如何合理获得适合医院发展和运营的医疗设备,对于提升医院管理水平,具有十分重要的意义,笔者认为可以从以下方面出发。

(一)可行性论证

医院应根据自身学科发展及中长期规划配置医疗设备。对于大型医疗设备的投入,动辄百万元甚至上千万元,所以必须严格进行设备购置前的可行性论证,以降低大型医疗设备投资中的盲目性,从而保证购置设备的科学性和合理性,达到提高医疗质量、提升医院竞争力的目的。

大型医疗设备购置可行性论证的主要内容如下:

1. 申购设备的主要理由,如诊疗技术开展需要、科研教学需要、学科发展需要等;

2. 申购设备的技术优势、目前使用状况及发展前景,特别关注申购设备在本地区的配备及运行情况;

3. 申购设备在医疗、教学、科研及新项目开展工作中的具体作用;

4. 申购设备预计使用情况,包括使用年限、检治人次、运转能力等;

5. 申购设备效益分析,包括收费标准、预计年收入、预计年支出、预计年收益率、预计投资回收期等;

6. 申购设备配套条件,包括有无排污、放射等问题,设备操作人员是否需要专业技能及相关技术培训等;

7. 分析当地居民收入水平及医保政策,避免购置诊疗收费过高而给患者带来沉重经济负担的医疗设备,同时还应考虑设备相关收费是否属于当地医保政策的报销范围。

通过上述维度的分析论证后形成可行性论证报告,主要内容如下:

1. 基础信息:所在单位的科室、申请人、审批人、申请设备名称、设备数量;

2. 申购科室设备状况:同类设备数量、同类设备使用情况(包括使用年限)、购置金额、设备平均使用率、设备使用时间(小时)、设备平均完好率或故障率、现有设备的经济效益等;

3. 申购设备基本要求或功能:设备基本功能描述、医疗作用、教学作用、科研作用、战略作用;

4. 申购设备的使用条件:是否特殊设备及特殊需配置申请、是否具备安装条件,水、电、气、给排水条件、其他特殊安装和使用条件等;

5. 申购设备的预期效益:是否能收费、收费编码、预计年诊治人数、预计年经济收入、预计使用年限、预计回本年限、预计年维修、消耗金额;

6. 购置设备市场调研情况:市场调研的公开方式,调研的厂家或供应商数量、名称、联系人、联系方式及电话,品牌、型号、证照、设备功能及参数,参与调研的人员名单,调研日期及地点,调研结论(注意避免不合理倾向性言论),拟定采购最高限价;

7. 推荐设备品牌及型号并写明推荐理由;

8. 购置金额来源:如财政资金、科研专项资金、自筹资金等;

9. 设备具体技术要求:通过横向对比避免不合理倾向性、避免功能缺失、避免功能性滞后或浪费等;

10. 设备的配置要求及商务需求:在技术参数的前提下明确配置要求,充分考虑实际制定合理的商务条件;

11. 监督人、审批人及时间等。

(二)需求调查

目前,医院的医疗设备采购需求,大多为医院根据各医疗设备制造厂商提供的相关材料和使用科室的意见,设定相关技术参数,而有些参数只是根据厂家的广告宣传设置的,缺少了实际的市场调研,导致设置的技术参数存在排他性或者设置的要求不合理,在发布采购公告后,项目就会不断受到质疑或者在评审时因符合要求的供应商不足三家而流标,耽误项目的顺利实施。

《政府采购需求管理办法》第10条、第11条对采购项目的需求调查作出了明确要求,这对科学合理地编制医疗设备采购预算和采购需求有很大帮助。医疗设备需求调查主要包括同类设备的产业发展状况、其他医疗机构使用情况及历史成交信息,可能涉及的运行维护、升级更新、备品备件、配套使用的耗材等后续采购,以及其他相关情况。

需求调查是预算编制和需求论证的依据,一般由需求科室发起,设备管理部门统筹,采购部门组织实施。医院可建立涵盖需求调查模块的信息管理系统,便于需求调查的信息公开、数据分析及报告形成。由于同类医疗设备的差异化发展,部分大型医疗设备很难开展产品性能的一致性评价,因此,在医疗设备市场调研时,应形成竞争机制,以便于制定较为合理的采购最高限价。

(三)需求论证

采购预算批复后,申购科室应集体讨论决策可行性论证报告,再向设备管理部门提交设备采购申请。设备管理部门收到科室采购申请后,结合市场调研情况,编制采购需求书并组织采购需求论证,购买大型医疗设备、建设复合手术室等重大复杂项目还应组织由多部门参与的精准论证,参与部门一般有医务管理部门、运营管理部门、财务部门、设备管理部门、采购部门以及监督部门等。

医疗设备管理部门按照医院流程开展设备购置论证工作,从社会效益和学科发展等多方面考虑,全方位、充分论证其购置必要性,避免盲目配置、重复购置和闲置浪费;要进一步加强医疗设备的资源整合和统筹调配,提高医疗设备的使用效率,结合医院资金预算,按照轻重缓急,优先购置临床急需的设备,为临床医疗工作提供保障。设备申购科室主任从医、教、研、学科发展、社会效益等方面对所申请设备的必要性进行阐述,医学装备管理委员会专家逐一进行综合分析、评估与评分。医学装备管理委员会根据专家的评分,总结整理论证结果并上报医院院长办公会和党委常委会审议。

符合医院"三重一大"情形的采购项目在提交医院院长办公会前,还要组织院领导班子、党委委员、纪委委员、党总支书记等听取需求论证情况汇报,同时,运营管理部门、医务管理部门等要对论证结果提出专业点评意见。

(四)采购执行

通过需求论证的采购项目以采购需求书的形式提交至采购部门执行招标采购。采购部门应根据项目类型制定不同需求书,便于采购需求计划编制和采购需求审查。

采购部门以论证通过的采购需求为依据,统筹全院采购项目,制订采购计划,编制年度采购计划并报医院院长办公会和党委常委会审定。采购项目按照重点项目、常规项目、应急项目、小额零星项目进行分类管理。采购计划根据采购项目实施的要求,充分考虑采购活动所需时间和可能影响采购活动进行的因素,合理安排采购活动实施时间。采购项目划分采购包的,要分别确定每个采购包的采购方式、竞争范围、评审规则和合同类型、合同文本、定价方式等相关合同订立、管理安排。采购计划编制和需求及计划审查的主要内容《政府采购需求管理办法》有明确要求,在此不作详细描述。

医疗设备采购项目比较特殊,销售渠道相对封闭,功能差异难以作一致性评价,在采购交易端难以形成实质性竞争,因此,在执行招标采购前,采购部门可以组织相关人员集中研判采购项目,或阳光问询采购项目。在采购项目执行前,询问采购项目负责人是否深入了解项目需求,是否充分开展需求调查,是否复核采购最高限价,采购文件相关要素是否合理等内容。采购项目执行后,按照一定比例进行抽查,询问采购结果是否符合采购需求,成交价格是否合理等内容。通过采购项目执行前后的询问,可有效防范采购风险。

医疗设备的具体采购流程按照政府采购及各医疗机构内控要求执行,在此不再赘述。

(五)设备验收

设备验收是确保新购设备正常安全运行、保障设备功能及效益正常发挥的重要环节,是设备采购后对其进行科学管理和质量控制的第一环节,也是检验合同执行水平、维护医院自身利益的关键环节,设备验收工作中任何微小的失误都可能会给医院造成严重的损失。因此,医疗机构应建立完整的设备验收制度和程序,保障医疗设备的使用效果,充分发挥医疗设备效能并贯穿设备可行性论证、参数论证、招标采购、安装调试及培训使用等全过程。设备验收人员应由设备申购科室、设备管理部门、设备厂家、医院监督部门等工作人员组成,重大复杂项目可以邀请院外专家、招标代理机构及潜在竞争厂家人员共同参与设备验收。设备验收主要包括商务验收和技术验收两部分。

第三节　设备采购合规管理机制

设备采购合规管理是医院设备采购中非常重要的一环,对于保障医疗质量、提高医院经济效益具有重要的作用。为此,医院应该采取一系列的方法来加强设备采购合规管理,以减少风险、提高效率。

一、设备采购合规管理基础

(一)加强组织领导

设备采购管理需要全院上下的共同努力和配合。医院应该加强领导的重视和支持,建立科学的组织架构和管理体系,明确各个环节的职责和权限,形成科学的决策和执行机制。

(二)加强内部管理

设备采购管理需要内部管理的配合和支持。医院应该建立健全的内部管理制度,包括财务管理、物资管理、采购管理等方面。在设备采购管理中,医院应该充分发挥各个部门的职能作用,形成合力,确保设备采购的质量和效率。

(三)加强信息共享

设备采购管理需要信息的共享和沟通。医院应该建立信息共享和沟通的机制,包括内部信息共享和外部信息共享。在设备采购管理中,医院应该及时了解市场信息、行业动态和政策法规,根据实际需要进行调整和优化。

(四)加强培训和管理

设备采购管理需要专业的知识和技能支持。医院应该加强对设备采购管理人员的培训和管理,提高其专业素质和能力水平。在设备采购管理中,应该注重员工的激励和考核,建立科学的考核制度,提高员工的积极性和创造性。

总之,设备采购管理机制的建立对于医院设备采购的合规性具有重要意义,可以提高采购效率和质量,保护医院的利益,提高管理水平。在建立设备采购管理机制的过程中,医院需要加强组织领导、内部管理、信息共享和沟通、培训和管理等方面的工作,形成科学的决策和执行机制,确保设备采购管理的顺利实施。

二、设备采购合规管理的机制建设

(一)建立合规管理循环改进机制

设备管理部门可以对申请科室上一年的采购设备进行实际效益分析与当时所提交的效益分析比对,评价该科室设备的运行能力,并将结果纳入下一年的评分细则。对于在设备采购过程中发现的问题,及时进行专题研究,形成后续改进的长效机制。

(二)建立健全采购人员激励约束机制

采购人员是各项采购计划和项目的具体执行者,也是整个医疗设备采购体系中最具有活力的动态影响因素,在诸多的具体情况之中甚至是决定性的风险防范因素。因此,对医疗设备采购人员进行较为完善的管理,健全相应的激励约束机制并将之作为对采购人员进行管理的综合管理体系中的重要组成部分就显得尤为重要。

(三)建立科学合理的供应商管理机制

日常医疗设备采购过程中,医院通过与自身有过相关合作关系的医疗设备供应商建立较为稳定的供销联系。根据供应商技术实力、经营状态和诚信状况以及既往的合作经验,对供应商的医疗设备供应优先等级进行相应的划分。同时,对供应商名单实行动态管理制度,对具有较差诚信记录的供应商和不能满足本院医疗设备在技术性和质量等方面要求的供应商,应当从名单中及时剔除,也不再将之作为医院的长效合作伙伴。

第 十 章

工程采购管理

　　随着国家医疗压力的增加，近年来医院工程采购大幅增加，对于本身具有严格管理要求的工程管理领域，很多医院在应对工程采购这种突然大幅增加的采购类型措手不及。这种有着严格招采要求的采购有哪些需要注意的事项？在"强合规，重监管"的当下，医院又该如何进行采购管理呢？

第一节　建筑工程采购风险现状

想要了解如何进行合规采购,就必须了解建筑工程的主要风险表现,从而规范采购管理和履约管理,保证医院工程管理的合规性。结合现有建工行业实践,建筑工程风险主要集中在以下几个方面。

一是招投标法律风险。出于多种复杂的原因,有些建筑企业在招投标活动中存在违法违规行为,如围标、串标,对有些建设单位的领导、评审专家在招标投标过程中的"围猎",或者主动迎合一些建设单位领导、评审专家的不合法、不合规的要求等。

二是质量法律风险。对钢筋、水泥等材料的质量把关不严,可能导致工程质量不过关;对劳务分包等单位的施工过程把关不严,可能导致工程质量低劣;对质量检测技术标准把关不严,可能导致工程质量事件发生;对质量管理体系的要求执行不严,可能导致工程质量问题发生。如果达不到相关行业的工程质量标准,可能导致质量事故甚至违反法律规定,前些年出现的"豆腐渣"工程、"楼脆脆"、"楼倒倒"等事件就让很多企业受到了严厉的处罚。

三是违法分包法律风险。无论是《建筑法》《招标投标法》,还是住房和城乡建设部、交通运输部、水利部等国家部委都对违法分包进行了明确规定;同时,因为建筑行业分级分类非常多,各类专业分包、劳务分包资质之间区分复杂(目前进行的取消劳务分包资质的试点就较好地解决了一些问题),这使得建筑行业的违法分包很难划分也很难杜绝。此外,趋向于集约管控、多元化发展的大型建筑企业,在建筑产业工人队伍的建设上也是存在一定短板的,因而,比较容易因人员因素在工程项目管理中触发违法分包的法律风险。

四是贪腐和商业贿赂法律风险。党的十八大以来,党风廉政建设和反腐败斗争的新常态,极大地遏制了贪腐和商业贿赂等行为。但是,无论是各级政府投资建设的工程项目,还是各种类型企业投资建设的工程项目,因为巨大的经济利益诱惑,或者建筑企业自身的管理漏洞,致使少数企业或者员工仍然抱着侥幸心理,铤而走险,贪腐和商业贿赂的案件仍然时有发生,使得工程项目面临的潜在法律风险也非常大。

五是安全事故法律风险。近年来,各地政府对安全事故的处罚力度越来越大,这些日趋严格的安全管理政策,使工程建设更加重视施工现场的安全管理,避免受到严厉的处罚,使企业陷入困境。

六是环境保护法律风险。以往习惯了粗放式施工管理的一些工程项目,可能出现环境保护方面的违法违规;还有些企业在进场施工前,对于草地、林地、耕地、水源地、自然保护区等方面的环境保护政策不掌握、不熟悉,有些许可证等手续未依法合规办理就进场施工,这些行为特别容易受到行政处罚和信用惩戒。

第二节 医院建筑工程合规管理现状

一是招投标合规管理不足。《招标投标法》第3条规定："在中华人民共和国境内进行下列工程建设项目包括项目的勘察、设计、施工、监理以及与工程建设有关的重要设备、材料等的采购,必须进行招标:(一)大型基础设施、公用事业等关系社会公共利益、公众安全的项目;(二)全部或者部分使用国有资金投资或者国家融资的项目;(三)使用国际组织或者外国政府贷款、援助资金的项目。前款所列项目的具体范围和规模标准,由国务院发展计划部门会同国务院有关部门制订,报国务院批准。法律或者国务院对必须进行招标的其他项目的范围有规定的,依照其规定。"由于《招标投标法》中对应当招投标的工程项目、招投标的方式等均进行了规定,在招投标过程中,除应当招标而未进行招标的风险外,还存在围标、串标,评审过程不规范等风险,可能导致建设工程施工合同无效,同时还有可能导致医院面临行政处罚,相关责任人甚至有可能构成刑事犯罪。

二是建筑施工合同管理不足。建筑施工合同,不同于医院日常常见的合同类型,与设备、药品、耗材合同相比,使用较少。建设工程施工合同是施工项目最重要的文件,是确定发承包双方权利义务的基础,对于违约责任的确定、工期及承包内容的确定,以及对于工程计价方式及工程总造价均有非常重要的意义。实践中,签订建设工程施工合同,除条款内容需完善外,还需要满足主体资质、行政审批手续等多项条件,否则有可能存在合同无效的情形。例如,工程发包企业是否按时办理建设工程规划许可证、施工许可证等行政审批手续,施工企业应具备相应资质、是否存在出借资质、挂靠和违法分包或转包工程的情形。在满足主体、资质、行政审批手续等条件后,合同还可能存在内容不完善、约定不明确等因素的风险,常见的不明确的约定有对于工期责任的认定,对于设计变更的认定,对于人工、材料、机械费用涨跌是否调整的认定等。如果对这些内容约定不明或不完善,均有可能导致后期产生纠纷,使医院遭受经济损失。

三是签证管理考虑不足。基于建工领域的特殊要求,存在大量的签证要求,医院等类似单位因经验等较少,经常忽略签证问题。结合现有工程施工实践情况,建设工程项目施工过程中的各项签证单,在建设工程施工合同纠纷的相关案件中,均是非常重要的书面证据,由于施工过程长,管理人员流动性强,合同及签证单管理不完善,导致施工单位或业主单位难以证明客观事实。签证管理的混乱,包括未经核实的随意签证、不完整签证,以及虚假签证等情形,在有的工程项目中业主代表缺乏造价控制意识,对签证工作不负责任,往往不经核实随意发放签证,变更签证,造成不必要的经济损失。同时,签证单中的日期、主要人员签名、盖章等信息亦常常有不完整的问题。由于时间准确是签证的基本要求之一,也是签证准确度的基础,签证不及时,事后靠追记补办,甚至在结算审计过程中还在补办签证手续,这样会造成对现场发生的具体情况回忆不清,补写的签证单与实际发生的条件不符,数据不准,特别是对于那些隐蔽工程,发生时没有及时办理签证,到竣工决算时再履行补签手续,容易引起业主单位和施工单位的纠纷。因此在民事诉讼中,不完善的签证单作为证据的证据效力会大打折扣,甚至有可能导致业主单位承担败诉的风险,因此,医院在工程采购合规管理中应充分考虑完善签证的管理流程。

四是第三方服务机构服务质量堪忧。首先是招标代理机构服务能力不足。工程建设项目招投标工作专业性非常强,涉及相关法律法规较多,部分代理机构工作人员没有经过严格的专业训练和法律培训,业务水平参差不齐,办理项目时不求真知,只按自己理解来办,造成项目招投标工作不能顺利进行,甚至有代理机构从业人员与其他人员串通损害医院利益。其次是评审专家履职不力。根据政府采购的相关规定,采用政府采购方式进行采购的,由评审专家组成评审委员会进行评审。实践中会出现评审专家专业度不够导致评审结果错误的情况,甚至个别评审专家存在违法违规行为,招致供应商的投诉,影响工程项目采购执行的进度。最后是中标人与履约人员不一致,中标单位中标后大幅变更工作人员。虽然招标人在招标文件中明确要求,投标方的项目人员不得私自替换,因特殊情况需要替换时,替换人员必须征得招标人书面认可,但在项目实施过程中,一些中标单位在中标并与招标人签订施工合同后,擅自对项目人员进行实质上的变更,并在招标人检查时再予以更换,存在人员应付问题,导致工程质量隐患。

五是围标、串标。建筑业是劳动密集型行业,门槛要求较低,建筑企业众多,而工程项目有限,竞争激烈。一些施工企业为了中标或提高中标概率,会采用围标或串标等不合规的手段来进行投标,表现形式各式各样。比如,投标企业事先商定,共同参加多个项目投标,轮流坐庄中标;潜在投标方或者包工头挂靠多家施工企业,同时用挂靠企业的名义参与投标,造成实质上的垄断。这样的非法投标也给公立医院财政资金造成了巨大的经济损失。工程建设领域采购方面的问题已经引起社会各界的关注,而这种现象出现的根本就是腐败。目前,法律法规对围标、串标行为的规定比较原则,且围标串标与招投标活动中的其他违法行为相比更具隐蔽性,相关证据较难收集,严重影响了建筑工程管理。

第三节 政府采购工程的法律适用

医院进行工程采购管理,还需明确外部监管规定。医院作为发包方,采购方式的选择和适用是合规管理的重中之重。基于我国法律发展的特殊背景,我国在建筑工程管理中,存在《政府采购法》与《招标投标法》(以下简称"两法")并存的情况。

一、法律适用分析

"两法"并存的现象有其深刻的历史背景。我国改革开放后,建设工程领域很快成为拉动经济增长的支柱产业。对于体量超大、交易活跃的建设工程,亟须一部法律规范交易程序各环节相应主体的法律行为,《招标投标法》应运而生。当时我国对投资体制改革的监管并未区分资金性质及设置不同的监管方式,这一主导思想集中体现在投资监管的招标立法上。《招标投标法》采取了在正文中以二分法分别设置国有资金和非国有资金的适用条款,而非按照通常立法技术采取附则中"参照"的做法。《政府采购法》则限定于财政资金的使用主体,是从规范政府采购活动的视角出发,接轨国际而产生,其立法时间晚于《招标投标法》。

两者的主要差异体现在:《政府采购法》的指导思想侧重于廉政建设,而《招标投标法》的指导思想侧重于项目质量。事实上,这种指导思想的差异源于其立法背景——《政府采购法》所规范的资金源于财政,按照公共财政理论和委托代理理论的一般要求,预防与遏制政府这一代理人在采购环节滋生腐败,成为立法的重中之重。而根植于建设工程交易活动背景发展而来的《招标投标法》,则将立法重心置于工程建设项目自身价值的体现上。虽然近年来的理论研究与修法实践证明,采取招标投标交易方式对于保证项目质量不具有必然的因果关系,但是其立法初衷关于"招投标服务于工程建设项目自身价值目标"的指导思想仍然是可取的。另外,"两法"的法律效力层级相同,且由于"两法"并非基础性法律,均由全国人民代表大会常务委员会而非全国人民代表大会通过,导致经部门协调之后,"两法"差异化仍然得以保留。

二、关于工程类政府采购方式的规定

《政府采购法实施条例》第7条规定:"政府采购工程以及与工程建设有关的货物、服务,采用招标方式采购的,适用《中华人民共和国招标投标法》及其实施条例;采用其他方式采购的,适用政府采购法及本条例。前款所称工程,是指建设工程,包括建筑物和构筑物的新建、改建、扩建及其相关的装修、拆除、修缮等;所称与工程建设有关的货物,是指构成工程不可分割的组成部分,且为实现工程基本功能所必需的设备、材料等;所称与工程建设有关的服务,是指为完成工程所需的勘察、设计、监理等服务。政府采购工程以及与工程建设有关的货物、服务,应当执行政府采购政策。"

《招标投标法》第3条规定:"在中华人民共和国境内进行下列工程建设项目包括项目的勘察、设计、施工、监理以及与工程建设有关的重要设备、材料等的采购,必须进行招标……"《招标投标法实施条例》第2条规定,"前款所称工程,是指建设工程,包括建筑物和构筑物的新建、改建、扩建及其相关的装修、拆除、修缮等"。

要正确理解工程,应从工程的内涵和外延进行解读,《政府采购法》规定,工程是指建设工程,其具体定义可以参见《建设工程质量管理条例》第2条第2款的规定,建设工程,是指土木工程、建筑工程、线路管道和设备安装工程及装修工程。

由此可见,政府采购工程适用于《招标投标法》,但是范围仅包含与建筑物和构筑物的新建、改建、扩建及其相关的装修、拆除、修缮等相关的勘察、设计、施工、监理以及与工程建设有关的重要设备、材料等的采购。与建筑物和构筑物的新建、改建、扩建无关的单独的装修、拆除、修缮工程如何采购,并没有明确的法律依据。

《政府采购竞争性磋商采购方式管理暂行办法》(财库〔2014〕214号)第3条规定:"符合下列情形的项目,可以采用竞争性磋商方式开展采购……(五)按照招标投标法及其实施条例必须进行招标的工程建设项目以外的工程建设项目。"

《财政部关于政府采购工程项目有关法律适用问题的复函》(财库便函〔2020〕385号)对不属于依法必须进行招标的项目范围及应当采用的采购方式又做了进一步明确:"……工程招标限额标准以上,与建筑物和构筑物的新建、改建、扩建项目无关的单独的装修、拆除、修缮项目,以及政府集中采购目录以内或者政府采购限额标准以上、工程招标数额标准以下的政府采购工程项目,不属于依法必须进行招标的项目,政府采购此类项目时,应当按照政府采购法实施条例第二十五条的规定,采用竞争性谈判、竞争性磋商或者单一来源方式进行采购。"

《四川省政府集中采购目录及标准》(2020 年版)新增了装修工程、拆除工程、修缮工程和其他建设工程 4 个工程类采购品目。主要原因是建设工程项目满足技术标准统一的条件,2019 年年底四川省政府《关于废止〈四川省政府投资工程建设项目比选办法〉的决定》(四川省人民政府令第 336 号)进一步明确了政府采购工程的法律适用,大量依法不进行招标投标的政府采购工程采取竞争性谈判、竞争性磋商或者单一来源采购方式组织实施政府采购,此类建设工程项目具备采购人普遍使用的特点。另外,从国家层面来看,中央预算单位现行政府集中采购目录也包含了装修、拆除、修缮、限额内工程等工程类项目,具备操作实践的基础。因此,根据《政府采购法实施条例》第 3 条第 2 款"技术、服务等标准统一,采购人普遍使用的项目,列为集中采购机构采购项目"的规定,以及财政部答复四川省财政厅《关于政府采购工程项目有关法律适用问题的复函》(财库便函〔2020〕385 号)明确的有关事项,结合四川省实际,将单独的装修工程、拆除工程、修缮工程和其他建设工程等依法不进行招标投标的政府采购工程纳入集中采购目录。《政府采购品目分类目录》对装修工程的定义包括木工装修、砌筑装修、瓷砖装修、玻璃装配、抹灰装修、石制装修、门窗安装、涂料装修及其他装修。《政府采购品目分类目录》对修缮工程的定义包括对建成的建筑物进行拆改、翻修和维护,包括抗震加固,节能改造,下水管道改造,防水,木门窗、钢门窗修理等。

《四川省政府集中采购目录及标准》(2020 年版)为提升有关数额标准的一致性,便于操作执行,对照纳入集中采购目录的工程项目 100 万元的数额标准,将工程项目分散采购限额标准也确定为 100 万元。另外需要说明的是,《四川省政府集中采购目录及标准》(2020 年版)将依法不进行招标投标的政府采购工程纳入了集中采购目录,达到分散采购限额标准的工程类项目主要是依法进行招标投标的政府采购工程,根据《政府采购法》的规定,进行招标投标的政府采购工程也属于政府采购,应当纳入《四川省政府集中采购目录及标准》(2020 年版)的界定范围。

三、法律适用情形分析

下列内容是对政府采购工程的法律适用及采购方式的选择进行的简单分析。

1. 依法必须进行招标的工程

依据《必须招标的工程项目规定》(国家发展和改革委员会令第 16 号),采购人应当采用公开招标方式采购有明确规定,即建筑物和构筑物的新建、改建、扩建及其相关的装修、拆除、修缮等,达到招标数额标准以上的,应当采用公开招标或邀请招标(符合特定情形的)的方式进行采购,此类项目适用于《招标投标法》及其实施条例,但是应当执行政府采购政策(包括保护环境,促进中小企业发展等)。必须强调的是,虽适用《招标投标法》,但是采购人应当执行政府采购政策,相关财政部门亦须对此项目的预算执行情况和政府采购政策执行情况实施监督。

2. 不属于依法必须进行招标的工程

政府集中采购目录以内或者目录以外政府采购限额标准以上、工程招标数额标准以下的所有政府采购工程项目,均不能采用招标方式进行采购,而应采用竞争性谈判、竞争性磋商或者单一来源方式(符合特定情形的)进行采购,此类项目适用于《政府采购法》及其实施条例。

3. 达到招标限额的单独的装修、拆除、修缮项目

与建筑物和构筑物的新建、改建、扩建无关的单独的装修、拆除、修缮项目,达到工程招标数额标准以上的,也不能采用招标方式进行采购,而应当采用竞争性谈判、竞争性磋商或者单一来源方式(符合特定情形的)进行采购,此类项目适用于《政府采购法》及其实施条例。

第四节 工程采购合规管理对策

一、提高采购主体的责任意识

提高采购人法律意识和主体责任意识是加强政府采购管理工作的重点、要点,主要从以下五个方面着手。一是确定采购需求的责任,需求要做到合规、完整、明确,这是确保采购活动科学合理的前提条件。二是项目管理责任,采购人严控施工监理、日常管理、规范验收等环节,建立有效的管理机制,督促企业按质按量地完成工程建设。对未诚信履约的情形要及时上报监管部门。三是内部管控责任,采购人应当做好政府采购业务的内部归口管理以及所属单位管理,根据实际情况建立本单位的内控制度。加强对采购需求、政策落实、信息公开、履约验收等环节的管理。四是落实采购政策责任,在招标及施工环节体现和落实政府采购相关政策要求。五是信息公开责任,采购人应当在法律规定的时间内将合同文本等相关材料,提交信息发布平台公开。

二、加强人员培训,整合现有资源

医院应当根据梳理形成的合规要求,及时做好新的合规要求的培训,不断增强全体员工的合规意识和合规风险应对能力。在管理上可以根据实际成立统一的招投标建设工作领导小组,抽调专门人员集中处置工程采购管理,选聘、培养采购合规管理队伍,便于及时发现和处置合规风险。

三、资源整合,寻求专业代理队伍

在寻求专业代理机构前,应当明确以下标准:首先,代理机构需要对自身的职责有清楚的认知;在具体的采购工程项目中,采购代理机构需要加强对业务人员的监督和管理,从而促使其将自身的主体责任贯穿采购项目的全过程;除此之外,还需要接受政府采购工程各方主体的监管。其次,采购代理机构需要对划分为自身的业务有深刻的了解;明确政府采购相关规定对社会代理机构所需要负责的业务范围和方式;采购代理机构需要构建内部控制体制,加强对采购活动中的重要流程等内容的管理,有效提高防范风险的能力和水平,从而实现对采购工程内部的有效运作。最后,是对采购代理机构实现"管"与"服"的有机结合。"管"指的是监管部门对代理机构进行采购工程的严格监督和管理;而"服"指的是通过强化对代理机构从业人员的专业培训,从而有效地增强代理机构从业人员的业务水平和服务能力,评选出优秀的代理机构作为合规帮手。

第
十
一
章

服务采购合规管理

与其他采购标的相比，服务采购标的繁复纷杂，大多数服务采购项目的采购需求难以客观准确描述，服务标准化不高，服务内容易变，服务过程连续性强，服务成果难以退换，对服务供应商的人身属性依赖较强，导致医院服务采购活动的复杂程度远超其他类别的采购活动，实践中采购操作也做法不一。本章从四川省人民医院本身出发探索服务采购合规管理的路径。

第一节　服务采购管理现状

服务采购，是指组织对除货物和工程以外的其他需求对象进行获取的过程。服务采购是伴随市场经济的发展、组织结构和管理方式的变革而产生的，与货物和工程采购相比，历史较短，相对复杂。

医院的服务采购是医院内部通过引进第三方机构获取专业、高效的外部服务力量的行为。目前，医院服务采购已从简单运行维护保障逐步深入核心医疗业务。

一、服务采购的困境

我国《政府采购法》对服务的定义是："本法所称服务，是指除货物和工程以外的其他政府采购对象。"此种定义方式，只是用了排除和归纳法，从这种特殊的定义方式来看，服务采购具有相当的复杂性。

与货物、工程采购相比，服务采购的标的——服务或相关服务具有无形性、评审侧重质量而不是价格、无法存储性、易变性、不可分割性、不能再销售、服务采购复杂等属性。因此，服务采购呈现出不同的特点：一是服务采购难于把握和控制；二是服务的无形性使确定其范围和要求更加困难；三是对服务本身或服务供应商的评价更多的是主观评价；四是面临某种服务无法被归类的情况。服务采购执行中对采购模式、采购方式、评审办法、评审因素和合同计价方式等采购工具的选择，普遍存在较大困惑乃至引发各种争议。

经总结有以下几点：

一是对服务采购的内涵认识不深。物资、工程采购由于开展了多年，有着丰富的经验和完善的管理体系，而服务采购较为"年轻"，缺乏统一的采购标准和采购模式，再加上大家对服务采购范围和内容认识上的不统一，常常造成供应商选择不当、服务合同内容不当等问题。二是对服务采购的需求难以预测。与货物、工程采购相比，服务采购的需求极易变化且难以预测。服务的生产和消费是同时进行的,而且人们对服务的需求程度和对服务要求的标准是不相同的,这就要求服务供应商要有很强的预见性,能够随时满足服务对象提出的各种需要。三是服务采购相关法律法规不够完善。对于服务类采购,除了《政府采购法》对其定义作出了解释外,就服务采购的采购程序、采购方式、评价标准等的细化规范规定得较为模糊。四是服务采购的评审方法和评标标准难以统一。服务采购的项目繁多,不同的采购项目有不同的采购过程和评标标准,而且人们对服务采购内容和范围的理解也不尽相同,缺乏统一的评审方法和评标标准,给服务采购的顺利进行带来了困难。五是随着社会发展和技术进步,新型服务业态层出不穷。受制于认知和理解,此类项目因为"新颖"可能会存在一些先天不足,无论是对采购人还是对供应商,在合规风险管理上都存在极大挑战。

二、服务采购的实施

医院服务采购按照《政府采购品目分类目录》,分为以下十七大类:科学研究和试验开发,教育服务,就业服务,医疗卫生服务,安全服务,文化、体育、娱乐服务,生态环境保护和治理服务,交通运输和仓储服务,信息技术服务,电信和其他信息传输服务,工程管理服务,公共设施管理服务,专业技术服务,鉴证咨询服务,会议、展览、住宿和餐饮服务,商务服务,房地产服务及其他服务,若按末级品目统计,则有数百个小类。

在服务采购管理中,通过采购合规管理体系建设,医院可以按照采购品类、金额等维度对采购需求、采购方案、采购策略、采购交易流程等方面进行分类分级管理,充分借鉴物资采购经验,统一执行流程和标准,从而实现服务采购的质量保障和操作规范。

第二节　服务采购合规管理的破局

一、准确提出服务需求

基于服务采购方面的管理经验,医院在服务采购中首先应当明确服务需求,所有需求应紧紧围绕服务目标和服务场景展开。为准确提出服务需求,应当坚持以下三点:一是要进行深入的市场调查,体验不同服务,增强对服务的认知,了解市场可提供的最新解决方案,拓展服务需求解决方案,修订完善服务需求功能标准和规范要求,避免服务需求的理念落伍、技术落后、数量不准的问题,通过体验比较、分析甄别各潜在服务提供商的服务特点与本质区别,结合需求编写服务硬性指标,做到既要满足实际服务需求、质优价廉,又要确保市场可供给、物有所值。二是要考察典型案例,细致研究走访同行类似服务招采情况,了解服务体验满意值,掌握服务提供商的优缺点及服务需求的改进措施等,并完善采购计划或招标文件中的技术标准和服务需求。三是尝试建立服务标准化数据库,对各类服务的项目编码、项目名称、特征描述、定性定量指标和收费标准等进行拉单列表式细化,需求部门在编制服务需求时,进行需求组合,形成相对标准化的服务需求清单,规范服务标准和采购限额,解决服务需求模糊、标准化程度低等问题。

二、精准匹配采购方式

服务项目应根据项目的智力密集程度、标准化程度、采购金额大小、市场供给情况、需求清晰程度、采购频次等维度,精准匹配采购方式,服务项目采购尤其应避免对采购政策的片面理解及采购方式选择上简单粗暴的"一刀切",特别是要防止滥用公开招标换取形式上的采购安全,增加实质上的采购风险。

中国物流与采购联合会发布的《国有企业服务采购操作规范》作为公共采购领域

唯一的服务采购团体标准,虽然主旨为指导国有企业服务采购,但对公立医院服务采购同样具有借鉴意义。

参照该规范,采购金额大、市场供给充分的,宜采用公开采购;采购金额低且频次高的,宜选用采购流程简洁、周期短、效率高的采购方式;为处置突发状况而实施的应急采购,宜采用直接采购、询比采购、谈判采购等采购方式。其中项目类服务采购,可结合下列需求特点选择采购方式:采购需求特征明确、标准化程度较高、需求紧急程度不高、采购金额较大的项目,宜选用招标采购方式;采购需求特征明确、标准化程度较高、采购金额较小的服务采购项目,宜选用询比采购方式;采购需求特征模糊、标准化程度较低的服务采购项目,宜选用谈判采购方式;市场供给不充分、需求紧急的服务采购项目,宜选用直接采购方式。运维类服务采购,可视智力密集程度和服务配套要求不同选择采购方式:智力密集型服务项目,市场供给充分的,宜选用谈判采购方式;市场供给不充分的,宜选用直接采购方式。劳动密集型服务项目,标准化程度高、需求特征明确、市场供给充分的,宜结合采购金额大小和需求紧急情况,选用招标采购或询比采购方式;对服务供应商有配套、兼容性要求的,宜选用直接采购方式。其他类服务采购,采购需求特征模糊、服务过程连续、服务内容易变的项目,可采用谈判采购或直接采购方式;简易服务项目,可视采购金额大小和需求紧急程度选用招标采购或询比采购方式。

三、科学确定评审办法和评审指标

服务项目的评审较一般货物和工程项目更为复杂,评审工作的技术难度更高。评审办法和评审因素作为服务项目采购方案的核心要件,对以高质量的采购评审实现优质优价的采购结果至关重要。《国有企业服务采购操作规范》为公立医院服务采购评审办法和评审因素的确定提供了有益的启示。

服务采购可使用综合评估法、经评审的最低价法、投票法和企业管理制度规定的其他方法,通常采用综合评估法;小额简易服务采购宜采用经评审的最低价法;由供应商提供解决方案,对解决方案的评审须依赖专家学识、经验、审美观、价值理念等作出判断的项目,宜采用投票法,如企业商标或徽标(Logo)设计、雕塑设计、企业形象展示设计、概念性方案设计等;劳动密集型服务视服务难易程度可选用经评审的最低价法或综合评估法。

采用综合评估法时,可结合下列特点选择评审指标:智力密集型服务项目,评审因素宜侧重于服务团队、项目负责人能力等与团队专业素养和个人能力相关因素的考量;劳动密集型服务评审宜侧重于价格因素、机器设备投入等因素的考量。标准化程度高、市场供给充分、需求特征明确的,宜以价格为主要评审因素;标准化程度低、市场供给不充分、需求特征不太明晰的,宜以供应商的经验与能力为主要评审因素。紧急需求的服务采购,可主要考察供应商是否有能力在短期内调动资源实现采购目标;合同履行期限较长的服务项目,评审办法宜包含供应商的信誉;涉及全生命周期费用的服务项目,应明确服务年限,并将服务期间涉及的全生命周期成本作为评审时考虑的因素,如系统升级、能源管理、污染处置、废旧处理等。服务采购如包含设备或材料采购的,应考虑兼容性指标的设置,宜在评审时单列货物价格,或考虑货物折算为服务时的折算方法。

四、灵活选用合同形式

由于服务缺乏明确的技术标准、规格型号,甚至缺乏具体的需求数量和服务明细,故相较于物资采购绝大多数采用固定总价合同形式,服务采购可以更多地采用变动总价合同、单价合同和成本加酬金合同,以及不固定期合同、定点协议合同等更为灵活适用的合同形式。

变动总价合同,主要是考虑到服务提供期间,因国家最低工资标准、用工政策以及国家政策调整导致服务需求的数量、质量、地域、时间、时限和服务完成周期的变动等导致服务成本的变化,应当在合同中约定总价调整的依据和调整的方法。

单价合同,主要是考虑到服务提供期间,因服务需求特征不符、任务内容和需求量变化以及服务清单缺项,需要以单价为基础对总价进行修订调整的,如合同清单中已列明单价,则以单价修订总价,如合同清单中没有列明单价,则参照类似或以往的合同修订。比如,明确服务提供量变化幅度范围内的,以单价重新计算,增幅以外的,在原单价的基础上给予优惠计入,减幅以外的,适度上浮单价核算。

对于创造型智力附加值高、服务需求时间紧、服务提供方市场过小、需要充分发挥服务提供商智力创造的项目,可以采用成本加酬金合同形式,有效确保合同利润,减小服务提供方的风险,激发服务提供方的积极性。

第三节　医院服务类采购合规管理策略

一、需求管理做实做细

在需求形成阶段做好需求调查是需求管理的重要工作。服务项目存在专业的特殊性,以"市场为师"是弥补医院内部不足的有效手段。四川省人民医院为此搭建了统一对接市场和需求的供应商集中日管理机制。供应商推荐日由招标采购中心组织,需求部门、采购归口管理部门申请开展。在供应商集中推荐日之外,通过查询历史采购信息、问卷调查等方式进行需求调查。重大复杂项目成立工作专班,外出考察调研结合本院情况测算采购预算,确定采购需求,制定采购方案。医院装备部、后勤保障部、医学信息中心等主要归口部门成立 9 人以上单数的专业论证小组,论证会应邀请党员代表、职工代表、采购义务监督员参与。视项目需要,也可邀请其他职能部门人员参会。

以医院保洁运送项目为例:首先成立保洁运送工作组,由后勤保障部、招标采购中心、医务部、护理部、财务部、纪检监察室和党员职工代表等组成,通过对省内外大型三甲医院及民营医院进行实地考察,并参照其他单位保洁运送服务招标前工作流程,邀请业内多家公司保洁公司采用"双盲"方式进行摸底测算,科学编制项目方案。充分考虑专业公司可采用大型专业设备替代人工及合理的流程优化,按照《劳动法》和医疗保洁运送行业特点,经综合分析,明确保洁、中央运送服务外包总人数和预算金额、技术服务要求及评分标准。

二、采购实施精细策划

在新医改全面深入的大背景下,如何加强医疗辅助耗材的精益管理、降低医院运营成本、提高运行效率已成为公立医院的重要课题。四川省人民医院创新医疗辅助耗材管理模式,启动全院医疗辅助耗材集中配送 + SPD 管理服务采购项目,破解了传统模式议价能力弱、服务效能差、临床不满意等诸多难题。

该项目前期进行精心策划,一是广泛宣传动员,广泛宣讲变革医疗辅助耗材供应模式的益处,凝聚全院共识;二是梳理内部需求,统筹整理医疗辅助耗材品规数据,征求临床科室意见,形成项目服务方案、考核要求,确定项目需求;三是引入充分竞争,召开供应商集中推荐日活动,吸引供应商参与项目角逐。

三、精准匹配需求靶向

服务项目包罗万象,需求繁多,即便同种服务项目类别在不同时期进行采购也会造成需求变动。此类项目应以需求为出发点和切入点,适当放宽需求论证参与标准,放宽服务结果评估参与标准,让更多职工参与项目。在某些服务项目中可以把部分选择"权利"交予职工,最大限度满足服务需求。以四川省人民医院职工福利采购项目和食材配送采购项目为例。

1. 职工福利项目。在调研环节,参选供应商先向医院职工介绍运营方式、实体店所在位置、配送方式、延迟提货卡等情况,让医院职工充分了解每家潜在供应商后,由职工代表公开、民主投票,结果纳入评审依据,充分体现职工福利由职工自行选择的特点,大幅提升职工满意度。

2. 营养食材项目。邀请党员代表、职工代表、义务监督员等参与品尝试吃供应商样品,分别从香味、色泽、口感、杂质等方面对食材进行评分,最终对食材评出分值,作为综合评审的一部分,为医院食材的口感和质量把关。

四、信息项目聚力破难

信息化服务项目是服务采购工作难点,需求不精准、成本难评估、项目不好管、效益不可控等问题十分突出。一般来讲,医院信息类服务采购项目包括但不限于基础设施、软件定制开发、系统运维、业务运营及第三方服务等。

软件开发类项目跟普通的货物、服务采购不同,容易发生前期恶意低价、后期数据垄断等情况。如果原有的信息化系统和新建信息化系统不是源于一个供应商或同一个生产厂商的软件,就可能造成应用界面不同、数据对接不畅、数据汇总不成或不准等后果,从而需要进行二次开发与修改。原有系统的信息化建设供应商若提出高额维护费的要求,采购人将处于不利地位。在上述背景下,供应商更容易出现恶意报价先占领市场,再通过各种数据垄断的手法致采购人被动的局面,所以对于信息化服务项目要聚力破难。

以四川省人民医院为例,信息类采购项目的实施流程整体上为需求部门提交立项申请,信息中心立项论证,医院编制采购预算,预算批复后需求部门提交技术参数,信息中心论证技术参数形成采购需求书提交招标采购中心,招标采购中心实施采购后组织签订采购合同,信息中心负责组织合同执行、履约验收和资金支付。

同时按照采购项目属性分类,信息化项目无法确定属于货物或服务的,应按照有利于采购项目实施的原则确定。在采购方式上,与硬件类产品主要使用公开招标不同,软件开发、信息系统集成、数据处理、运行维护等服务类产品主要使用公开招标、竞争性磋商、竞争性谈判方式。涉及原平台升级、二次开发、带宽租赁等只能从唯一供应商处采购的,则建议使用单一来源采购方式。

五、建立采购风险清单

服务项目采购尤其要注意资格条件设置、评审因素设置等方面的合规性要求。在国家深化行政审批体制改革的背景下,须及时掌握政策放管服动态,以免出现合规风险。四川省人民医院对服务采购常见风险点进行了定期梳理,动态更新,以法律服务及会计和审计服务采购为例。

(一)法律服务采购涉及的常见风险点

1.资格设置不当,专门面向中小企业采购

风险点:律师事务所不属于中小企业。

理由:根据《律师事务所管理办法》,我国的律师事务所分为普通合伙律师事务所、特殊的普通合伙律师事务所、个人律师事务所、国家出资设立的律师事务所。律师事务所经司法行政机关审核登记后依法成立,不应再进行民商登记,所以合伙制律师事务所就成为既不是事业单位、社会团体,也不是企业或民办非企业单位的机构,而国家出资设立的律师事务所是事业单位。所以律师事务所不属于企业,中小企业更是无从谈起。根据工业和信息化部官方回答:"《中小企业划型标准规定》第六条规定:本规定适用于在中华人民共和国境内依法设立的各类所有制和各种组织形式的企业。个体工商户和本规定以外的行业,参照本规定进行划型。律师事务所是根据《律师事务所管理办法》设立的非企业,不适用于《中小企业划型标准规定》。"

2. 信用证明文件管理不当,仅要求提供"信用中国"资料

风险点:根据《财政部关于在政府采购活动中查询及使用信用记录有关问题的通知》(财库〔2016〕125 号)的要求,采购人、采购代理机构将通过"信用中国"网站(www. creditchina. gov. cn)、"中国政府采购网"网站(www. ccgp. gov. cn)等渠道查询供应商在递交投标(响应)文件截止之日前的信用记录并保存信用记录结果网页截图,拒绝列入失信被执行人名单、重大税收违法案件当事人名单、政府采购严重违法失信行为记录名单中的供应商报名参加本项目的采购活动。

理由:基于律师事务所的机构属性,律师事务所的信用查询除了"信用中国"网站以外还有全国律师诚信信息公示平台(https://credit. acla. org. cn/)。

3. 人员资质限制不当,要求服务团队人员具有法律职业资格证书

风险点:采购文件中仅仅要求具有法律职业资格证书没有涵盖完全,在 2018 年实施国家统一法律职业资格考试前还有国家统一司法考试合格证书、律师资格证书。

理由:根据《律师法》第 5 条第 2 款的规定:实行国家统一法律职业资格考试前取得的国家统一司法考试合格证书、律师资格凭证,与国家统一法律职业资格证书具有同等效力。而且法律职业资格证书分为 A 类、B 类和 C 类。A 类法律职业资格证书在全国范围内有效。B 类和 C 类法律职业资格证书的适用范围,由国家统一法律职业资格考试协调委员会确定。

4. 投标主体限制不当,律师事务所分所承接业务需获得总所授权

风险点:律师事务所分所具有所在地设立许可机关颁发的律师事务所分所执业许可证,所谓执业许可证即为"执业的许可",是在当地开展业务的有效证件。

理由:律师事务所分所是否需总所授权,能否独立承接业务,主要是看分所是否具有《政府采购法》第 22 条规定的独立承担民事责任的能力。《律师事务所管理办法》第 33 条第 1 款规定:"成立三年以上并具有二十名以上执业律师的合伙律师事务所,根据业务发展需要,可以在本所所在地的市、县以外的地方设立分所。设在直辖市、设区的市的合伙律师事务所也可以在本所所在城区以外的区、县设立分所。"第 36 条规定:"律师事务所申请设立分所,由拟设立分所所在地设区的市级或者直辖市区(县)司法行政机关受理并进行初审,报省、自治区、直辖市司法行政机关审核,决定是否准予设

立分所……准予设立分所的,由设立许可机关向申请人颁发律师事务所分所执业许可证。"另根据《律师和律师事务所执业证书管理办法》第2条规定,"律师执业证书是律师依法获准执业的有效证件。律师事务所执业证书是律师事务所依法获准设立并执业的有效证件"。若某律师事务所分所具有律师事务所分所执业许可证,则具备依法获准设立并执业的资格,当然无须获得总所的授权即可独立承接业务,符合《政府采购法》第22条规定的具有独立承担民事责任的能力。

(二)会计和审计服务采购涉及的常见风险点

1. 设置资格条件不当,不要求供应商须具有会计师事务所执业证书

风险点:若采购人采购会计服务,涉及项目需求中的服务内容不包括审计服务,则可以不设置供应商须具有会计师事务所执业证书的要求;若采购人采购审计服务,项目需求中的服务内容只要包括"注册会计师法定业务:(一)审查企业会计报表,出具审计报告;(二)验证企业资本,出具验资报告;(三)办理企业合并、分立、清算事宜中的审计业务,出具有关的报告;(四)法律、行政法规规定的其他审计业务"中的任意一项,都应设置供应商须具有会计师事务所执业证书的要求。

理由:未取得会计师事务所执业许可的,不得以会计师事务所的名义开展业务活动,不得从事《注册会计师法》规定的业务:(1)审查企业会计报表,出具审计报告;(2)验证企业资本,出具验资报告;(3)办理企业合并、分立、清算事宜中的审计业务,出具有关的报告;(4)法律、行政法规规定的其他审计业务。注册会计师依法执行审计业务出具的报告,具有证明效力。

2. 评审因素设置不当:将会计师事务所综合评价百家排名信息纳入评审因素,对相应排名进行打分

风险点:会计师事务所综合评价百家排名的评价指标中权重最大的是收入指标,而相关法律明确规定政府采购活动不得以注册资本金、资产总额、营业收入、从业人员、利润、纳税额等供应商的规模条件对中小企业实行差别待遇或者歧视待遇。若将会计师事务所综合评价百家排名信息纳入评审因素,对相应排名进行打分,则属于变相将营业收入作为评审因素。

理由:《政府采购法实施条例》第20条第8项规定:"采购人或者采购代理机构有下列情形之一的,属于以不合理的条件对供应商实行差别待遇或者歧视待遇:……(八)以其他不合理条件限制或者排斥潜在供应商。"《政府采购货物和服务招标投标管

理办法》第 17 条规定："采购人、采购代理机构不得将投标人的注册资本、资产总额、营业收入、从业人员、利润、纳税额等规模条件作为资格要求或者评审因素……"《政府采购促进中小企业发展管理办法》第 5 条规定："采购人在政府采购活动中应当合理确定采购项目的采购需求，不得以企业注册资本、资产总额、营业收入、从业人员、利润、纳税额等规模条件和财务指标作为供应商的资格要求或者评审因素，不得在企业股权结构、经营年限等方面对中小企业实行差别待遇或者歧视待遇。"

第
十
二
章

医院采购合规的制度保障

　　采购制度是采购合规管理的核心内容，是医院采购合规管理目标、原则、要求、机制、操作要求、行为准则和监管要求的书面化体现。采购制度作为医院内部采购行为的准则和规范，对于维护采购的秩序、促进员工的发展以及确保医院合规运营具有重要意义。

第一节 采购合规管理制度原则与框架

一、采购合规管理制度的重要性

目前,从中央的合规管理办法到地方的合规管理指引均系统指明了合规管理的重要方向、规范了合规管理体系的构成要件、提示了合规管理体系的运行机制和保障机制,描绘了合规管理体系的蓝图和设计框架。随着合规管理逐渐进入实施阶段,医院根据自身情况开展各项合规机制建设。有的医院以制度与流程为抓手,有的医院以合规风险为主线,有的医院以合规调查为关键。这些举措,均是医院实施合规管理之必要。但是从建立健全合规管理体系来说,它们显得有点散。很多医院缺乏完整的落地措施,"东一榔头西一棒子",导致目前采购合规建设仍处于盲人摸象的阶段,整体协调性不足。从体系化建设角度出发,缺乏整体框架设计,缺乏统一的制度管理。

制度建设是构建合规管理体系的基础。合规管理的目标是使企业及员工的执业行为合乎外法内规。具体到采购而言,是否能满足各级法律规范的要求。判断是否"合"规的前提是"有"规,也即只有先明确规范医院行为的外部法律法规和医院运营管理的内部依据,才能判断是否"合"规。针对采购行为的外部法律法规及监管要求,更多的是程序性规范和禁止性规定,是采购管理行为的"底线",医院主动可为的空间较小。因此如何完善内部规章制度,建立对外衔接的法律法规、对内明晰员工行为准则的制度体系,是医院合规管理的前提和基础。

制度建设是落地监管规定的必要途径。采购合规因其管理的特性,必须遵行财政、国资、行业监管部门等政府部门的监管,否则可能使医院领导受到行政处罚,甚至形成腐败窝点。同时此类监管规定,均是针对采购行为整体制定的规范,且随监管的需求不断调整,内容较为分散,且存在重叠。针对采购管理而言,就需将外部监管规定有针对性地内化、细化为医院的内部规章制度,确保监管规定落实、落细,降低合规风险。

制度体系是衡量违规行为的重要标尺。对企事业单位而言,离任审计、巡视审查等监督、检查工作是地方人大,国资、财政、审计等政府部门加强监管的重要措施。从现有追责定责文件看,重在追究"违规"行为。因外部法律法规规定得较为概括且多为底线行为规定,企事业单位的内部制度会成为衡量违规与否的依据之一,进而成为监督检查部门衡量违规与否的重要标尺。特别是在采购领域,因事项特殊,涉及面较广,整体链条复杂,一套好的制度有助于医院厘清职责,判别违规行为。

二、采购合规管理制度的原则

作为制度本身,应当形成系统协调、前瞻灵活、权责统一、符合实际的整体制度体系。从采购合规管理的整体出发,量身定做,应当把握以下原则。

(1)系统性原则。采购合规管理制度规范应当完整有序,上下协调,制度内容要求全面、系统、配套。整合资源,统筹规划,加强协同,实现采供保障高质高效。

(2)全面性原则。采购合规管理制度应当全面,无遗漏,贯彻于全部采购环节,打通采购链条,协同运作,打造采购全链条的生态管理,同时将采购管理与医疗、教学、科研、预防等核心业务活动充分融合,促进衍生价值创造。

(3)适用性原则。采购合规管理制度要从实际情况出发,根据业务管理的规模、人员配置、业务特性和内部管理需求等多方面考虑,体现采购合规管理特点,确保制度规范便捷高效具备可执行性。

(4)科学性原则。采购合规管理制度应遵循采购特点和一般性管理客观规律,在分析采购管理和采购监管的基础上制定制度,提高制度的包容性,从而保持制度的稳定性和合理性。

(5)合法性原则。采购合规管理制度应与国家、政府相关的法律、法令、法规保持一致性,划定管理"红线",符合强制性法律规范管理规定。如坚持采购管理基本要求公开透明、充分竞争、公平公正等。

(6)追责性原则。采购合规管理制度应当赏罚分明,进行"全面管控与突出重点并举、分工制衡与提升效能并重、权责对等与依法惩处并行",以"分事行权、分岗设权、分级授权"为主线,形成依法合规、运转高效、风险可控、问责严格的内部运转和管控体系。

(7)信息化原则。采购合规管理制度应当充分考虑信息化因素,遵循"系统控流程,流程控规范"的信息化管理原则,以智慧采购为目标,建设涵盖采购业务全流程的管理系统,推进内外部系统的互联互通,实现采购管理的数字化。

三、采购合规管理制度框架

采购合规制度体系可以分为三个层级。第一个层级,是纲领性的合规行为准则。这方面的制度数量不多,可能就是一个,但覆盖面最广。它是医院采购合规管理价值观的集中体现,向全体员工明确医院采购合规管理的基本理念、基本原则和基本要求,作为全体员工普遍遵守的合规行为规范。第二个层级,是基本性的合规管理制度或办法。这方面的制度,重点是明确采购合规管理的基本目标、基本准则、部门和人员职责、运行机制、考核监督、奖惩问责等一般性的内容。第三个层级,是合规管理在医院的运行过程中,从合规职责、合规风险评估、合规审查、合规检查,到合规培训、合规考核、举报与调查、合规文化建设等可操作性规定。

在建立制度体系的基础上应当注意两点:一是合规义务内化为管理规范,在制度建设前,应当合理分析监管规范和内部管理所形成的合规义务,对于合规义务规定"不要做、禁止的"情形,分析原有的管理制度规定是否能够管理规范到位;对于不足之处进行制度完善重点把控;二是第三层级运行规范要规范、高效,涵盖采购风险点,并将对应的合规风险防控措施,嵌入具体的采购业务管理流程中。

具体而言,在搭建采购合规制度体系时,可以参考"一套领导、一个标准、一组人员、一组评审"的四个一工作模式,制度体系搭建制度建设小组,统一制定制度建设方案和制度推荐计划,负责制度的整体把控;形成统一的制度编制标准和新旧衔接与格式等要求,保持制度体系文本体例统一;形成一套人马编写汇总,保持制度制作人员的稳定性,减少因人员思维不统一导致的后期修改或调整;整理好的制度进行统一评审、表决,确需分次推进的,保持评审人员的稳定性,评审标准统一适用。

第二节　采购合规管理的三道防线

徒法不足以自行,如果医院有合规制度但不去执行,可能比没有合规制度更糟糕。在具体执行中可以参考合规"三道防线"的理念去落实。根据《中央企业合规管理办法》《合规管理体系　要求及使用指南》(GB/T 35770—2022)、《合规管理体系　要求及使用指南》(ISO 37301—2021)等合规建设指引文件的规定,业务部门是防范合规风险的第一道防线,业务人员及其负责人应当承担首要合规责任;合规管理牵头部门是防控合规风险的第二道防线,同时也是合规管理体系建设和实施的责任单位;内部审计和纪检监察部门是防控合规风险的第三道防线,监督、评价公司整体风险防控措施的有效性。合规管理牵头部门既具有组织、协调和监督的职能,对于一些重要的合规事项也应当有直接参与和执行的责任,如合规培训、合规举报的调查等。

一、三道防线的建设部门

具体而言,业务部门履行第一道防线的职责,对其职责范围内的合规管理负有直接和第一位的责任。作为采购管理合规,采购业务部门(采购管理部门和采购参与部门)应当定期评估影响医院采购管理目标实现的合规风险,并采取恰当的风险应对策略,如消除、承受、降低或转移相关合规风险;根据合规要求在业务流程中嵌入相关管控点,确保合规风险能够得到及时发现和有效处理;应当定期进行自查,并向合规管理部门提供合规风险信息,参与并完成相关风险治理活动。

合规管理部门履行第二道防线的职责。合规管理部门为医院各业务活动提供合规支持,组织、协调、监督各单位开展合规管理的各项工作。合规管理部门应当制定并更新合规政策,提请确定风险偏好,确定风险识别及评价方法;厘定关键风险指标,建立合规管理系统及风险报告系统;处理合规风险,提升合规水平;组织培训宣贯,提升全员的合规意识及能力;开展对外沟通及交流,树立合规形象。

合规稽查或审计部门履行第三道防线的职责,定期对合规管理情况进行检查及调查。稽查或审计部门应当以系统的方法评价和改进医院的风险管理、控制和治理流程,开展业务检查并对违规事件及行为开展调查,对违规责任人进行追责。

通过三道防线对合规管理制度进行落实与执行,可以实现守牢"三道防线"构建合规管理"免疫系统"和"自愈体系"的整体管理目标。

二、三道防线的运行机制

在实践中,我们认为 PDCA 质量管理办法可以作为合规制度落地运行的参考机制。

有效的合规管理,在形成内部合理的结构后能够高效运行是关键。只有在持续的运行中,才能及时发现并有效防范合规风险。作为企业管理的重要组成部分,合规管理也应当遵循企业全面质量管理方法。

在此,我们认为国际上普遍公认的 PDCA 质量管理办法,应当作为医院合规管理的落地运行机制。

PDCA 方法是美国质量管理专家休哈特博士首先提出的,由世界著名的质量管理专家戴明采纳宣传,获得普及,所以又称戴明环。

全面质量管理的基础和方法依据就是 PDCA 循环。PDCA 循环的含义是将质量管理分为四个阶段,即计划(plan)、执行(do)、检查(check)、处理(action)。

该四个过程不是运行一次就结束,而是周而复始地进行,一个循环结束,解决一些问题;未解决的问题进入下一个循环,阶梯式上升。根据合规管理体系形成的基本结构,按照 PDCA 方法运行,包括下列阶段和步骤。

计划阶段,一般以企业一个经营年度为单位,制订全年的合规管理计划,安排全年任务和计划实现的管理目标;执行阶段,按照计划任务,企业合规管理的三道防线分别抓落实,有序推进合规风险的识别、监测、评估,以及调查、整改等工作;检查阶段,检查合规计划的落实情况,及时纠正存在的问题和偏差,确保各项任务落实到位;处置阶段,将监测、审计、调查处置后的问题,集中进行处理,根据处理情况提出整改的计划,实现更高水平的合规管理目标。

具体到医疗采购合规管理场景中,各部门配合如下:(一个以年度为周期的企业合规管理工作运行)

　　年初,医疗合规领导机构审议批准年度采购合规工作目标与计划,下发到医院范围内开始实施。采购部门与采购参与部门根据确定的年度合规计划,会同合规工作人员,有重点地自查业务中的合规风险,完善合规风险清单,同时分解任务、预分析执行合规风险,开展合规咨询,获取执行管控措施,按照采购合规管理流程执行采购事项。合规管理部门负责做好日常业务事项的合规性审查,及时纠正发现的问题,同时将需要进一步处理的违规问题移交给调查部门核实处理。审计部门根据年度计划,主动开展对采购业务条线和相关部门(岗位)的合规风险和制度执行情况的审计检查,对存在的合规风险点情况和风险防控措施的有效性进行评估,及时提出违规行为的纠正意见,对严重的问题移交调查部门核实处理。合规稽查部门根据年度计划,将采购部门自查、内控核查、审计检查发现的违规问题进行核实,并对相关责任人员进行问责。

　　采购管理部门定期检查年度合规计划的落实情况,对于落实不到位的及时纠正,对于新发现的问题及时纠偏。医疗合规领导机构组织对医院各层级、各部门、各岗位的合规责任落实情况进行考核,根据考核结果进行相应的处理,并提出下一步的整改思路。

　　根据合规自查、内控核查、审计监察、违规调查、合规考核等环节反映出来的问题,在医院内部开展多种形式的合规教育,强化员工的合规意识。根据本年度采购管理计划落实中反映出来的问题,采购管理部门会同合规管理部门提出下一年度的合规管理计划,提交医疗合规领导机构审议,启动第二年的合规管理工作。至此,合规管理在企业一个经营年度内就形成了一次循环,通过改进前一个循环的问题,达到第二个循环,就是合规管理迈上新台阶的过程。

　　同时,合规管理制度依靠三道防线按照 PDCA 方法运行,也符合"大环套小环"的基本特征,除年度合规计划的大循环外,其余三个功能分别再按照 PDCA 原理形成了小循环运行。在合规风险识别方面,合规管理体系形成了从"风险识别计划"到"合规风险自查",到"合规风险监测",再到"合规问题调查"的识别小循环;在合规制度建设方面,合规管理体系形成了从"合规管理基本准则"到"合规风险识别机制""合规风险监测机制",再到"合规风险清除机制"的合规制度建设小循环;在合规处置整改方面,合规管理体系形成了从"合规整改计划"到"业务部门自纠",到"监督部门纠偏",再到"问责整改教育"的整改完善小循环。由此,合规管理体系不仅自成闭环运行,而且其内部每一道防线也都各自形成闭环运行,合规管理方能全面融入业务经营管理中,从而达到制度落实和构建合规管理"免疫系统"和"自愈体系"的整体管理目标。

第三节　采购合规授权机制

从合规管理来讲,良好的制度规范最重要的为权责清晰,授权是一种更高级的控制。

一、八项权力概述

《企业内部管理控制基本规范》第30条指出,授权审批控制要求企业根据日常授权和特别授权的规定,明确各岗位办理业务和事项的权限范围、审批程序和相应责任。在合规管理中,依据企业经营管理规律,企业的权力可分为8项,通过权力识别模型,可以将8项权利具体内涵归纳如下。

第一项权力——审核权。审核权是决定做与不做的权力。审批权力是组织中最重要的一项权力。分布于组织内部各个管理科层的大大小小的"领导"岗位,决定一件事情做还是不做、现在做还是推迟到以后做、同意还是不同意、赞同还是不赞同等方面的权力叫审核权,它是组织最高管理层对权力在组织内部各个管理科层的一个逐级授予的权力,各岗位的"领导"在授权范围内代表组织行使签字的权力,也可以叫签字权。在采购管理中,即采购方案和采购计划的审批权,一个采购事项的可行性、采购方式选择、供应商选取至采购完成验收,对整个采购的考核和评估,均需得到授权范围的各级"领导"的审核认可。审核权的关键在于掌握组织是否做正确的事情。作为组织中最高权力,审核权力能够对组织内各级的领导分管业务范围的具体经办权力产生实质影响。

第二项权力——市场客服与销售权。通常来讲,市场客服与销售权是负责产品、服务并卖给客户的活动。市场客服与销售权是具有销售活动的营利组织一项重要的业务权力。企业把自己生产的产品、服务卖给特定的客户的过程即市场客服与销售权,系企业生产的产品、服务变现和实现收入的关键权力。在具体的采购过程中,属于采购后行为,对于医疗行业,医药、设备采购均非以营利为目的,那么如何保证医疗资源的供应和降低医疗成本,就需要从采购端入手,通过降低采购成本拉低市场医疗成本是其重要手段之一。

第三项权力——人事权。人事权是负责企业人员管理的权力。人事权是企业人力资源管理的专门权力,但是拥有人事权力的地方未必仅是人力资源部门。从广义来讲,人事权是指专门负责组织正常运行所需要的人力资源开发、管理和运用过程。人力作为企业组织正常生产经营所需要的生产要素而进行的专门管理和协调工作。在组织中,所有与人有关联关系的工作内容都与人之间的利益分配有关系,人事权的本质是决定组织内部人员生存空间、环境、质量的权力。人是组织中最活跃的生产经营要素,人是具有感情的动物,时刻受人感情活动的影响是人事权力的最大特征。具体在采购管理中,良好的采购人员配置是采购质量的基础保证。

第四项权力——采购权。采购权是负责购买企业所需物资产品服务的权力。采购权在组织中普遍存在,是控制组织从组织以外获得生存持续补给的权力,保障企业从社会、大自然获得各类生产要素。企业的投资行为也是一种特别的采购活动。具体在采购管理中,这是一项核心权利,采购的发起权力、执行权力等均是采购权在采购管理中的衍变形式。作为资本变为原材料产品的关键权力,采购权的合理分配是采购合规管理的核心之一。

第五项权力——放行权。放行权是负责利用某尺度标准进行判断、对比、衡量的权力,是采购以后的后续重要业务权力。采购的产品是否能够满足企业的生产经营需要,应该经过质量、技术、安全等方面的把关,按照国家和行业的标准,或者组织拟定的特定标准,检验评价采购的产品是合格的,才能够放行。放行权是采购的产品能够进入企业生产环节的关键权力。

第六项权力——计量权。计量权是负责确定数量多少的权力,是放行权后面紧跟的一项业务权力。是控制放行的产品数量、计量产品成本的核心权力。计量权往往是企业现金变为原材料产品后核定数量成本的关键权力。

第七项权力——财务资金权。财务资金权是决定企业资金流管理的权力。财务资金权是企业中控制资金流动的最重要权力。凡是与影响企业财务资金运动方向、大小、速度、停留时间长短有关的预算、计划、保管、直接收支支配等业务权力,均为财务资金权。

第八项权力——拥有关键信息权。拥有关键信息权是指履行岗位职责过程中能接触、掌握、形成需控制受众范围的信息的权力。拥有关键信息权是前述 7 项权力在行使过程中衍生出来的一项独特的权力。拥有关键信息以组织之间和组织内部信息不对称,在前述 7 项权力行使过程中,权力行使者自然掌握的能影响竞争态势,或发展态势的关键信息。

以上 8 项权力是企业在生产经营过程中行使的各类型权力,它们广泛分布于企业各岗位和流程中。采购管理虽然是合规治理的一环,但是从权力分类来说,从采购发起到采购验收考核中,无一不存在 8 项权力的影子,职位越高的岗位被授予这 8 项权力其中的权力也就越多,引致不合规行为的可能性就越高,合规风险也越多。因此,在这些权力行使的过程中,最容易导致不合规风险发生,最容易产生违反法律法规、违反企业合规承诺、违反企业尊崇的纪律与道德价值准则的行为,这些权力在岗位和流程分布的地方,也是存在合规风险的地方。

二、授权管理机制

在当下时代中,易变形、不确定性、复杂性、模糊性日益提升,在组织面对多变的商业情况时,如果固守原有的控制权不放,那么就会丧失对一线市场、一线基层的敏感度,也会造成效率的低下,同时会形成流程的固化,出现合规风险。所以授权至关重要。

分级授权,责任明晰。要建立合理的分级审批机制,审批机制最重要的是归责要求,定权定责。很多企业,表面上设计了严密的控制系统,什么类型的采购业务都需要经过好几级领导的审批,事实上,层级一多,审核便流于形式,法不责众,审批层级之间便产生侥幸心理,风险更大。

不相容职务相分离。在单位业务流程中,每个具体的操作都有一个动作属性,总体来说不外乎 5 种:授权批准、业务经办、会计记录、财产保管和稽核检查。不相容职务分离,就是指业务流程中这 5 种属性的动作做到两两分离,由不同的人实施。其核心本质不仅是"内部制约",更是"信息的跨岗位一致"。内部制约只是不相容职务分离的表象,其能够防范内部错弊的本质是保证重要信息跨岗位的一致性。企业内部某些岗位之所以发生舞弊行为,就是因为有些信息只传递和沉淀到一个岗位上,其他内部岗位无法获取对照的数据和信息,使得舞弊很难发现。一旦企业内部信息,比如价格信息、客商信息、费用信息、账户信息等能够实现跨部门的流转和核对,舞弊就很难发生。因此,不相容职务分离针对的是这 5 种属性动作的相互制约,不是针对权力的过于集中。

在过往采购合规管理案例中,我们发现,分级授权与不相容职务相分离,企事业单位存在理解偏差。举个例子:比如某单位的财务、采购、仓储三个部门虽然内部权责清晰,但是均由同一个负责人分管和审批,是否违反了不相容职务相分离原则。其实,只要这个负责人并不负责具体的业务操作和账务记录,即使所有的审批都由他决策,也并不违反不相容职务相分离原则,而是这个负责人的权力过于集中,这时要考虑的是授权的合理性问题。

第四节　采购活动合规的行为准则

完善的制度,科学的授权和合规风险的自我监测优化是合规的必要前提,在具体的执行中,医院高层和合规管理部门,就必须要在医院的各个层面推行一套公开发布的共同行为准则,并始终如一地进行,形成企业合规行为准则。

一、涉采人员行为准则

采购业务人员与供应商合作及所有采购活动,必须遵守诚信与商业道德准则的原则。

采购活动必须严格遵循采购流程与制度规范,围绕"公开透明、公平竞争、公正、诚实守信和讲求绩效"的总体采购策略,遵从公正、公开、公平、阳光采购的原则,执行采购活动和决策。

采购业务人员,对供应商的承诺,必须得到合法授权,不得以个人名义对外承诺。

采购业务人员,应合法发展与所有供应商及招标代理机构的关系,在执行业务过程中,要遵守所有适用业务的法律、法规。

禁止与供应商或招标代理机构单独接触。

禁止贪污受贿。凡是贪污受贿,一律按照医院的相关规定严肃处理,并对涉及违反相关法律的,移交司法机关处理。

采购业务人员,应致力于使医院采购利益和合规性,在任何一次采购项目中,在法律允许的范围内获得尽可能优惠的商务条件和服务,不得以固有的供应渠道、采购价格和服务标准为理由而降低工作的质量。

二、行为准则的执行

行为准则要统一贯彻同一采购价值观,具体执行中,首先强调"合规从高层做起"。

"合规从高层做起"是有效的合规管理体制得以建立的基础。医院领导层应当在整个医院中作出表率,设定鼓励合规的基调。"当采购文化强调诚信与正直的准则并由医院领导层作出表率时,合规才最为有效。"而且,来自高层的支持必须持续不断、毫不动摇,并将其纳入核心管理目标之中。强调"合规并不只是专业人员的责任"。其次,医院应"努力培育主动合规以及良好互动的合规意识;业务管理者应准确识别关键合规问题,及时向合规部门或合规工作人员咨询,频繁、主动地进行动态合规回顾;合规部门或合规工作人员则应积极主动地识别、评估和监测潜在的合规问题或合规风险,给出合规建议后主动向上级反映,并跟踪其发展"。强化"合规创造价值"的理念。明确流程,规范业务行为,加强行为管控。最后,建立合规表现与绩效挂钩机制。良好的合规管理行为将得到激励,不称职的管理行为将受到惩罚。

第五节　采购廉政合规建设

腐败是采购管理中的"重灾区",在过往的采购和管理中,主要合规风险事项有礼品和款待、涉及第三方支付及捐赠和赞助等。在关注相关合规风险时,要重点关注以下两个方面。

一、礼品和款待不当导致的贿赂风险

贿赂风险主要是指医院在开展业务中可能通过给予、许诺给予、实际给予或索要、收受任何不正当的方式,以获得、维持、主导业务或在开展业务时获取其他不正当利益,从而产生商业贿赂和违规采购问题。

礼品包括礼金、有价证券、支付凭证、礼物、以低价付款的物品等。其中,支付凭证包括购物券、消费券及各种会员卡、商业预付卡等。业务招待是因生产经营需要接待客户、合资、合作企业第三方等人员所发生的宴请或工作餐、赠送纪念品、参观或相关的旅行、住宿等费用。

好处费是为了感谢或希望得到某种便利,以现金或非现金的形式,主动给予他人的有价值的行为。企业设定礼品、款待金额时,要与经营所在地的法律法规保持一致,不能超过当地的法律许可的上限。

在医院直接或间接与以下人员进行交往时,要特别注意可能面临的合规风险。一是公职人员(包括国有企业工作人员);二是参政候选人、政党、政党官员;三是私有企业的雇员(包括以任何身份领导私营企业或者为该企业工作的任何人)。

二、与商业伙伴合作带来的合规风险

商业伙伴包括合资合作伙伴、供应商、承包商、经销商以及广告公司、公关公司、咨询公司,以及其他代理公司等第三方。医院在防范合规风险时,要向商业伙伴宣传医院的员工权利、利益冲突、反对商业贿赂等方面的合规要求;建立商业伙伴准入制度,并且按照标准选用合适的商业伙伴进入商业伙伴合作库。制定符合实际情况的商业伙伴准入管理制度和办法,强化和规范对商业伙伴的管理。对商业合规伙伴进行调查和评估,建立风险评估等级,从而有效防范医院采购的合规风险。

确定风险点后,进行采购合规管理时,要注意以下几点:

(1)积极完善合规管理制度体系,制度规范和行为准则是合规体系之基础,制度、行为准则应当清晰、准确并且可及于全体员工和相关第三方。

(2)反腐承诺与培育廉洁采购文化,企业高层包括股东会、董事会和高级管理层。医院应当有预防贿赂的认知、决心和承诺,并且了解本院采购合规体系的内容与运作。领导的反腐败决心,应当通过中层传达到普通员工,在医院内部发展并形成对贿赂零容忍的廉洁采购文化。

(3)积极落实三道防线管理,形成内控管理循环,不断完善内部控制。一个有效的合规体系,应当对自身的风险事先进行评估,并在此基础上建立与医院采购活动的复杂性及其所面临的贿赂风险相匹配的、清晰及务实的制度与程序,使医院能够将反腐注意力和资源主要分配给显著性风险。

(4)合规培训,对员工进行反腐败的重点领域培训,确保其所制定的预防贿赂的政策和程序,通过培训与沟通,能够在医院内部植根,并被医院上下员工所熟悉和理解。

(5)积极落实合规奖惩激励机制,公平管理。合规管理制度应当制定明晰且可靠的违规追责机制,且合规施行应一视同仁,发现违规行为时,应当对当事人采取惩罚措施,根据严重程度在医院内部公开通报所采取的纪律措施,以起到警示作用,同时阻止有不良行为记录的人员进入医院管理层。对良好的合规行为,医院也应考虑予以奖励。

第
十
三
章

医院采购合规的组织保障

　　采购合规管理的施行离不开医院员工的推动和执行，如何聚合医院力量推动采购合规是采购合规管理的另一难题。科学的合规管理组织能集合医院领导层和执行层的力量，推动领导层以身作则，提高采购需求部门、采购归口部门、采购管理部门和采购参与部门工作协同能力，加速实现采购合规管理。

第一节　采购合规管理组织的设立原则

一、采购合规管理组织的意义

采购合规管理是一种体系化的管理方式,要求企事业单位基于采购合规管理目标,组建相关的管理组织机构,配置相关人员,通过管理活动,促进采购业务的规范化,实现采购合规目标。如何把合规管理体系和业务管理体系相融合,是采购合规管理必须攻克的难点之一。而良好的采购合规管理组织就是实现合规与业务体系融合的基础。

合规管理体系要融入业务,且有效落地,最终离不开人的推动和执行。因此,必须有相应的合规管理组织架构。放眼合规管理组织架构整体,合规管理组织中的相关人员,如最高层管理者、首席合规官、合规团队等都有清晰的合规职责规定。除了强调赋予他们相应的职权以外,更重要的是强调他们对合规管理均负有相应责任。在采购合规管理中依然适用"有权必有责,有责必有罚"的原则才能保证合规管理组织的执行力与活力。

合规管理是企业稳健运营、发展壮大的基石。良好的合规管理组织可以促进企业的权力授权合理化,加强企业的内部控制,降低企业的运行成本,增强企业的核心竞争力,提高企业的经营业绩,实现企业的可持续发展。如果缺失规范的合规管理组织,企业或业务线条就将面临效率低、内部控制失效、重大风险持续、发展速度受限等困境。因此,建立良好的合规管理组企业是合规管理的重要内容。

二、采购合规管理组织搭建原则

（一）从实际出发原则

组织应当挑选适合采购管理单位现状的组织架构体系。2021 年 10 月公布的《国资委关于印发〈关于进一步深化法治央企建设的意见〉的通知》,将健全合规管理体系作为法治央企五大重点体系之一,又一次让"法律、合规、内控、风险管理"之间的关系成为焦点。相较于2015年国资委印发的《关于全面推进法治央企建设的意见》中提出的"探索建立法律、合规、风险、内控一体化管理平台",《关于进一步深化法治央企建设的意见》将此调整为"探索构建法律、合规、内控、风险管理协同运作机制"。这不仅是一次政策的变更,同时也是合规建设从"一体化"到"协同运作"的转变,是一种理性的回归,承认管理体系差异性的务实做法。

同时,医院在组织架构层面对法务、合规、内控、风控等部门设置呈现不同的形式。一些单位分设法务部、合规部、风险管理部、内控部等部门,审计、监察职能也掺杂其中,另有一些单位内控、合规成为风险管理部门下属的一个子部门。因此不同的单位对执行合规、内控、风险管理工作的认识不同,资源配置也不同。

故在建立采购合规管理组织体系过程中,应当把握与明确:一是自身现有合规资源的合理配置;二是采购合规管理的目标;三是采购合规管理的资源倾斜度;四是"一体化"与"协同运作"的大方向选择。不得超出实际情况进行组织架构搭建,浪费人力、物力;又不得过分简单,以至于配置不足以实现合规管理目标,要最大限度地利用资源倾斜。

(二)分权与制衡原则

纵观企业发展历史,完善公司法人治理结构最基础的方式之一就是在实行所有权与经营权两权分离的制度安排上,建立起科学的激励和监督机制。只有公司的所有者、经营者、管理者、监督者恪尽职守,又不越位,才能形成良好的运行机制,使企业持续保持活力。为此,需要科学地配置公司的控制权,保证股东会的最终控制权、保证董事会的独立决策权、保证监事会的有效监督权、保证经理自主经营管理的权力。总之权力制衡是科学的组织架构的基础要素之一。

在采购管理体系中,应当进行分权安排,使得各权力主体相互制衡,实现"权权合理、互相制衡、分级审批、权责一致"的组织搭建授权结构。建立各自独立、权责分明、相互制衡、相互协调的管理组织架构是采购合规管理之路上的一个必经步骤。

(三)灵活与稳定原则

合规问题产生的主要原因是外部环境因素,特别是法律、法规的变化,除此之外,人们商业道德价值观的变迁,也使得企业行为产生不合规的风险。因此,一套有效的合规管理体系,不能只是简单地应对现有的法律法规,而是要适当走在法律法规的前面,即要有一定的前瞻性,才不至于被动。

同时,组织必须设计出具有一组相对不变的核心元素组成的结构和衍化的过程,坚守采购合规管理的要求。同时,它们还必须创造出更宽松、更具活力的环境,以便能迅速适应合规新的挑战与机遇。

一旦组织建立起了这些核心元素,便会进入一个相对稳定的阶段。在这个阶段中,敏捷的公司会定期进行重新思考,并在必要时,重新设计其组织架构、治理和过程,以达成当下所需的灵活与稳定间的再平衡。

(四)信息与循环原则

合规、内控与风险控制,同属企业风险管理工作的某些部分,有不同的来源、不同的要求、不同的指向。采购合规管理是承认法律、合规、内控、风险管理之间存在差异性的基础上,归纳和总结其运行架构、管理体系的内核、建设方法论上的共通之处,实现更好的衔接和匹配。合规管理不是简单的各体系的有形"联合",更加强调信息的黏合作用,实现个性优势与系统效能的完美结合。此外,由于隐秘滋生腐败,在采购合规管理上还要不断提高采购信息的流通性和透明性,实施阳光采购。

合规管理是一个动态管理体系,随着外界的变化,合规管理体系的要求也在变化;随着采购形式的变化,合规风险也会同步变化。故在体系建设过程中,要充分考虑循环运作的要求,建立"运行—发现—处理—整改—规范—运行"的持续螺旋上升的循环治理组织体系。

(五)工作独立性原则

独立是合规的天然要求,从事合规管理的工作人员,无论是专职合规官还是兼职的合规岗位人员,独立性都是合规工作质量保证的重中之重。合规管理的独立性主要体现在直达决策层的报告渠道、适当的权力和充足的资源三个方面。合规管理报告不应当经过其他职能部门或业务部门的转达,不应当受到其他职能部门或业务部门的影响,必须如实地呈现在决策层面前,以使决策层讨论后作出科学决策。合规管理部门应具备适当的权力,使其能够参与企事业内部的各项管理工作、能够顺利完成各项调查任务、能够有效推进各项整改措施。合规管理机构还应分配到充足的资源,使其能够拥有或调动足够多的、满足工作要求的人员和设备,从而不会因为资源问题而无法及时完成工作或降低工作质量,也不会因为资源问题而受制于企事业内部其他部门,丧失独立性。

第二节　采购管理层的合规职责

搭建体系的合规管理组织架构,可以从 4 个层面设计和组织。第一层是最高负责机构,一般可在董事会下设合规委员会,制定合规管理的目标、方针和政策,统领公司的合规管理工作。第二层是协调机构,在合规委员会下设合规管理协调工作小组,协调法律、审计、财务、人力资源等部门进行参与,保证企业内部资源的协同。第三层是日常工作机构,即合规管理部。企业可任命董事会的一名成员担任合规管理部的负责人,即首席合规官,由他全面负责合规管理工作。第四层是合规参与部门,即基础的业务部门,承担起合规管理的"第一道防线"责任。

具体到医院采购合规管理领域,基于医院性质的特殊性,合规采购管理与普通商事公司采购管理并不相同。

一、医院采购管理的特殊性

首先,医院不同于企业。企业是市场内从事各种经济活动的、以营利为目的建立的组织。医院存在的目的不是追求利润,而是在党的路线方针政策指导下为患者提供优质的服务,让更多的人享受现代医疗科技的成果,满足人民群众对自身健康和美好生活的追求。有人错误地认为,开办医院就是为了追逐利润,实际上医院是一批人走到一起,以组织的形式存在,集体成就一番单靠个人力量不能成就的事业,为社会作出贡献,履行组织的社会责任。事实上,医院存在的真正价值是向公众提供医疗方面的专业技术服务,潜藏在公立医院营运活动背后的内在动力应该是为患者提供优质安全的医疗服务的愿望。

其次,医院治理结构与普通的商事公司治理体系不一致。不同于普通商事公司的最基础的经营权与所有权分离形成的股东会、董事会、经理层的现代公司治理体系,公立医院是在党的领导下,通过院党委常委会和院长办公会等民主决策体系进行治理。

民主集中制是公立医院管理的灵魂,故在一般的合规管理中,合规负责机构不宜简单粗暴地考虑适用商业公司大多采取的合规管理委员会组织体系,而是考虑由院党委常委会和院长办公会承担合规管理负责机构的职责。这样的好处,一是有利于保持医院民主管理体系的统一性,二是有利于合规管理事务直接由最高领导层参与和负责,进一步降低合规管理的执行阻力。

二、医疗采购合规管理组织体系

一般来说,医疗采购合规管理组织体系由决策机构、议事协调机构、执行机构、监督机构构成。采购决策机构包括院党委常委会、院长办公会;采购议事协调机构为采购工作领导小组;采购执行部门为采购归口管理部门;采购参与机构为采购需求部门和其他采购职能部门等;采购监督机构为审计部。

具体来说,院党委常委会是医院采购重大事项的决策机构,主要管理职责如下。

(1)审批采购管理制度;

(2)审批一定采购数额及以上采购项目的实施方案;

(3)审批其他重大采购事项。

院长办公会是医院采购事项的决策机构,主要职责如下。

(1)审核采购管理制度;

(2)审批某数额区间内以万元为单位的采购项目实施方案,审核 50 万元以上采购项目实施方案;

(3)审批其他重大采购事项。

不同于普通商事公司采购合规管理体系,在医院党委常委会与院长办公会的采购合规领导体系下,医院在组织机构设立时应注意合规领导层的权限划分,避免出现"人人负责、人人无责"的权责情况。一般而言,分级授权是重要的措施之一,对采购合规管理的情况进行级别划分,逐一分配到医院党委常委会和院长办公会,并形成两者的互相监督管理机制,这样的安排有利于保证合规管理领导层面的参与性和权责统一性。同时,下设议事协调机构,履行合规管理委员会的职责。

一般而言,采购工作领导小组是医院采购议事协调机构,负责医院采购工作的组织协调、咨询服务等事项,由院长任组长,招标采购中心分管副院长任副组长,其他分管院领导为成员。其主要管理职责如下。

（1）统筹协调医院的采购工作；

（2）研究医院采购管理制度；

（3）研究医院采购工作方案、采购计划；

（4）研究其他重大采购事项。

设立采购工作领导小组办公室为领导小组常设机构，可根据实际情况设立在招采部门或法务/合规管理部门，由招采部门负责人或法务/合规管理部门负责人任办公室主任，财务部、运营部、国有资产管理办公室、院长办公室、医学信息中心、后勤保障部、医学装备部等部门负责人任办公室成员，主要管理职责如下。

（1）起草医院采购管理制度；

（2）起草医院采购工作方案；

（3）开展采购业务培训计划；

（4）采购数据统计和报送；

（5）采购工作综合协调；

（6）采购信息化建设；

（7）其他相关工作。

除以上必备职责要素外，在医院采购合规管理中，领导层面应适当承担合规管理"第二道防线"的职责，作为合规管理层应更加注意以下方面。

1. 采购合规管理目标的制定

合规目标应当与最高管理层确定的合规方针相符合，且应该是可测量、可监控的。在建立合规目标时，还须考虑需要什么资源，谁负责，什么时候完成等因素。在制定目标的同时，需同步制定或策划适宜的合规风险应对措施，且保持与现有组织治理措施或合规治理措施的一致性，如授权审批机制、严格责任机制、考核评价机制、风险预警机制、权力制衡机制等。

2. 合规管理环境的判断

领导层首先要了解企业的环境，包括内部的、外部的环境，对合规风险领域整体把握，重点管理；同时为加深对合规管理环境的理解，还有一系列重要事情要做。一是要划定合规管理活动的范围。二是识别企业面临的合规义务。这是一项法律属性较强的事务，需要专业人士配合才能完成。三是了解采购合规风险评估分级。凡是可以精准识别、分析的合规风险，往往是一些不确定性较小的风险，也往往是一些影响系数较小的风险。真正影响系数较大的风险，如黑天鹅式的事件，要想只依赖经验、数据，去识别、分析,是相当困难的。尽管如此,我们仍将对合规风险进行识别评估和分级,领导层则应提高突发事件的风险应对意识。

3. 表率作用与合规职责的分配

合规是自上而下的活动。所以合规管理的每一个步骤,都要发挥最高管理者的领导作用,由最高管理层制定合规的基本方针、政策,同时管理层应当进行实际行动的表率,表明合规决心。不仅如此,合规也需要全员的参与,每位员工都应明确其岗位上所要求的合规职责。这些职责本身要清晰、明确,并分配合理,且能保证具备可行性。领导层在进行合规管理过程中,要注意合规职责的动态变化和合规执行部门、参与部门的反馈,根据实际对合规职责予以及时调整。

第三节　采购业务部门的合规职责

一、医疗采购管理部门的合规职责

医疗采购管理部门为各医院的内部的招标采购部门或招标采购中心,其采购管理职责如下。

(1)组织供应商集中推荐;

(2)协助采购归口管理部门审核采购事项编报的规范性、准确性,组织确认采购信息;

(3)采购需求预审和接收采购需求;

(4)采购计划管理;

(5)采购文件管理;

(6)采购信息管理;

(7)采购评审管理;

(8)组织采购合同签订;

(9)评审专家管理;

(10)供应商及采购代理机构管理;

(11)政府采购计划和执行系统信息录入;

(12)职责范围内采购档案管理;

(13)回复询问事项,配合监督部门处理质疑、投诉、举报事项;

(14)负责对接主管预算单位、采购监管部门,办理日常资料的报送、审核、审批等业务。

二、采购归口管理部门的合规职责

(1)组织采购项目的市场调查;

（2）采购预算论证、初审、平衡和统筹；

（3）采购需求论证、统筹；

（4）配合招标采购中心编制采购计划；

（5）审查职责范围的采购合同；

（6）组织合同履行和履约验收；

（7）办理采购资金收付款手续（财政资金项目按财务部的相关规定办理）；

（8）职责范围内的供应商管理；

（9）组织实施自行采购；

（10）职责范围内的采购档案管理；

（11）配合监督部门处理答复质疑、投诉、举报事项，配合招标采购中心处理询问事项。

三、采购需求部门的合规职责

（1）采购预算申报、论证；

（2）论证采购需求并提交采购归口管理部门；

（3）配合采购归口管理部门进行采购项目的释疑；

（4）审查职责范围内的采购合同；

（5）配合采购归口管理部门进行履约验收；

（6）配合采购归口管理部门办理资金收付款手续；

（7）配合采购归口管理部门进行供应商评价。

上述内容基本构成了现有医疗采购管理框架。在采购合规管理中，主要承担采购管理职责的部门需同时将合规管理责任融入日常管理中，担当好采购业务处理部门的"第一道防线责任"。应同时注意下列职责。

1.采购信息的准确性与流通性

合规管理不只是一套管理体系的搭建，更重要的是对采购信息的整合与流通。信息准确是合规管理中最基本的要求之一，在此基础上，应当保证采购信息的透明性和流通性，进一步减少"隐秘的角落"，保证采购信息的上通下达。

2.采购合规义务的整合与分解

识别合规风险，必须先识别"合规义务"。合规义务就像一把"尺子"，一把衡量企业生产经营行为正确性的尺子。有了尺子,才能度量出企业行为过程中可能出现的合规风险。合规义务包括合规要求和合规承诺。合规要求是企业有义务遵守的要求。如政府采购管理条例,医疗采购监管规范等,是企业必须遵守的义务,具有强制性。合规承诺是企业选择遵守的要求。它是企业对相对方的一种承诺,是自愿性的,如与社区团体、非政府机构签订的协议、原则或行为守则等。采购管理部门需对采购活动的整体合规义务具有明确的认知,梳理出采购违规的范围,并将合规义务妥善落实分解到各个管理流程和相关人员。同时应注意合规义务的日常维护,因为现实中,合规要求和合规承诺不是一成不变的,需要时刻关注并将新的合规要求和承诺纳入合规义务清单文件中,并保证合规义务的上通下达,使得整个合规组织架构规范地完成各项合规义务。

3. 合规风险的初步评估与传达

采购需求部门作为医院合规管理的主要负责部门,也是采购合规管理的第一道防线,应当针对本部门的采购需求事项进行合规风险评估,形成本部门的合规风险清单。对合规风险的分析和内容描述应包括以下内容:简单且准确地描述风险,即风险可能在什么情况下以什么方式发生,以及风险对既定目标的影响;明确导致风险发生的真正原因;说明风险发生后会在哪些方面,以及以怎样的方式造成影响;说明风险发生的概率大小。后果分析形式可以灵活一些,既可以是描述型的,也可以是详细的数量模型。例如,后果分析可分为严重、一般、不重要3个档位,也可分为极其严重、严重、中等、轻微、极低5个档位。后果分析要考虑到以下因素:将风险后果与最初目标联系起来;对马上出现的后果与那些经过一段时间可能出现的后果应同等重视,不能忽视次要后果。了解合规风险后,应当上报领导层,并根据领导层的安排在具体的管理事项中执行管控措施,并回溯分析管控措施的有效性,对于效果不明显的管控措施应及时上报领导层,并根据实际情况提出初步改进方案。

4. 做好合规运行的第二道监控

采购管理部门作为采购管理的职能部门,是最接近整体采购管理的部门,要不断监测体系的运行情况,根据管理事项,对应分析合规运行的有效性,定时出具采购合规管理整体的运行有效性评价,并报告领导层,辅助合规管理进行完善和改进。

第四节　采购参与部门的合规职责

采购管理是全链条参与的管理活动,一套完善的采购流程,从发起到验收、使用,涉及多个医院其他职能部门,如财务部门,法律事务部门,审计、监察部门等部门的参与。一般而言,前述部门承担以下管理职责。

一、财务部门的合规管理职责

(1)履行预算管理委员会办公室的职责,牵头负责采购预算管理;

(2)审查职责范围内的采购合同;

(3)审核报销资料、办理资金收付。

二、法律事务部门的合规管理职责

(1)审查职责范围内的采购合同;

(2)处理采购合同争议、仲裁和诉讼等法律事务;

(3)在重大采购事项上提出法律建议。

三、审计、监察部门的合规管理职责

(1)负责采购活动的全程监督;

(2)审查职责范围内的采购合同;

(3)受理质疑、投诉、举报。

上述部门均或多或少承担了采购合规管理的"第三条防线"责任。在这些部门参与采购合规管理中,应注意下列合规管理要求。

　　法律事务部门主要对医院的法律风险进行咨询和提供建议,其业务主要涉及与合作单位的合同、诉讼等方面的法务工作,对重大的采购事项等提供法律意见等。法律事务部门要注意通过后期已发生的问题反推合规风险,同时加大对内部采购管理规章制度的完善力度,对合规行为准则进行动态管理,并积极配合上级安排的审查监督,也要从法律层面分析审查监督问题。

　　审计部门的重要工作是就采购业务事项开展审计,着重关注某个“点”的问题,通过对个案的处理建立威慑力量,通过对违规个案的处理,揭示合规管理存在的问题,帮助进一步完善相关制度,达到亡羊补牢的目的。

　　风控部门或监察部门则是关注“线”的问题,从企业流程角度进行管理,对端到端的管理,揭示业务流程中存在的合规管理问题,通过业务流程管控,控制住合规管理的风险。如果在风控过程中发现问题,需要进一步对流程进行一些优化。风控或监管部门应建立起部门之间的沟通机制,在合规举报信息的收集、案件的调查、案件的处理等方面形成明确的分工与配合。

第
十
四
章

医院采购合规的流程保障

在分析了合规管理制度和合规组织后，我们继续探讨医院采购合规管理，根据现有合规管理的指引等，制度的良好性体现在流程规定上，组织的有效性体现在流程的执行上，合规是一项复杂的管理体系，其流程设计的科学性，将直接影响合规的效率与质量。本章我们将对合规管理的几项重点流程进行进一步的讨论。

第一节　采购合规监测

合规监测是识别合规风险的重要抓手,顾名思义,是在合规管理过程中,对合规风险的持续监测,具体而言包含三个维度:持续追踪已识别的合规风险、监测残余的合规风险、识别新的合规风险。

一、采购合规监测原则

目前无论是学术还是实践中,对于合规监测的研究和适用较少,国内学者大多从合规风险理论、应用、管理体系建设等方面进行探索性研究,对合规风险监测及量化评价的具体性研究相对较少,即便是金融、银行、保险最早开展合规建设的行业也不过是通过内控自查与审计对风险进行检测,缺乏系统的和科学性的合规监测管理,具体到过往采购流程之中,则更加简洁,多为统筹性总结"应当建立采购合规管理监测制度",缺乏明确的执行措施和标准要求。总结采购合规实践,笔者认为在合规监测方面应当遵循下列原则。

(一)全流程监测原则

采购业务是一个涉及各个部门的全链条业务线,应当全部监测,在《风险管理指引》(ISO 31000)"监控与评审"中明确要求"组织监测和评审过程应包含风险管理过程的所有方面,以确保控制措施的有效性,并获取进一步改进风险管理的信息"。建立事前预警、事中重点监测、事后评估的完整体系。

(二)风险指标更新化原则

为使采购合规风险监测指标的设计更加符合采购和经营管理的实际,确定监测指标时应当在各个部门的支持下,在深入调查研究和穿行测试等的基础上掌握大量的、准确的统计数据和资料,对所有的合规风险点进行盘点、收集和整理,作为本阶段的风险预警指标,并在后续业务开展中,进行不断完善,更替,形成动态积累。

(三)风险指标科学化原则

一是保证指标数据的来源,要以采购管理的实际情况为中心;二是指标设计量化,不同于正常的金融指标数字较多,采购合规风险中管理指标较多,要进行定性和定量分析;三是指标设计模型合理化,要依托实际开展模型设计,使得监测指标与采购合规管理相结合,更好地满足管理层次要求,服务采购合规发展。

(四)监测与分析同步化原则

合规风险监测体系的设计要突出合规风险监测结果的应用功能,合规风险识别和监测的目的在于能够运用监测结果,及时采取有效的措施控制或缓释合规风险。因此,在设计合规风险监测体系时,要尽可能利用先进的信息化手段,保证监测与数据分析的同步,增强监测的时效性,使监测体系能最大限度地发挥作用。

(五)监测范围全面化

合规是使得企业回归"红线"的管理方式,在采购管理过程中,除自身风险监测外还应当注意外在因素变化。监测范围要基本包含以下信息:监管机构的检查反馈、处罚信息;政策法规的颁布及修订;商业环境变化;企业自身变化,如组织架构和战略的调整,需求份额变化等;执法重点变化;声誉危机及媒体、网络舆情;诉讼、仲裁等争议;商业合作伙伴变化;客户体验或使用体现变化;采购数据异常信息。

二、采购合规监测运行

采购合规监测运行应当从以下角度出发。

(一)识别合规风险点,建立合规风险指标库

合规风险指标主要由衡量是否遵守监管规范、行业准则等"外规"而形成的风险指标和衡量是否遵守规章制度等"内规"而形成的风险指标构成。主要分为四大类:(1)《政府采购法》《招投标管理办法》等外部监管要求的指标。(2)采购治理机制要求

的指标。采购执行和管理的有效性指标,集中与采购管理组织运行有效性和管理与企事业单位整体管理机制契合性指标。(3)采购运营合规性指标。主要是指企事业单位日常采购管理中的各项合规性指标。(4)制度或流程因素的指标。主要是指企事业单位在管理中根据经验设置的考察制度流程合理性的指标。

(二)对已识别的合规风险进行评估

根据采购合规管理实践,除外部风险外,采购管理自身存在4个种类的风险:一是采购计划安排不合理,市场变化趋势预测不准确,造成库存短缺或积压;二是供应商选择不当,采购方式不合理,授权审批不规范;三是招投标行为违反法律的强制性规定;四是采购验收不规范,付款审核不严。每个项下又存在具体的次级风险,可以将合规风险分为高危高频、高危低频、低危高频、低危低频4类,分别制定不同的风险管理政策。

(三)建立完善的监测预警指标

通过信息化技术对风险指标进行技术预警,通过完善相关采购流程,对每一步的采购流程进行风险提示。建立采购管理异常指标体系,建立分级的预警机制,全流程监测采购行为,并及时调整。

(四)完善事中监测体系

建立事中重大风险跟踪监测机制,针对招投标环节、询价、磋商环节、专家评审环节进行全程监督,保证执行过程的合规性,建立事中监测的风险处理机制,对发现的问题及时叫停或修补并对常见问题进行更新汇总。

(五)完善分析汇总机制

在实际采购运行中,及时更新汇总风险,并进行合规风险分析,通过完善管控措施实现流程的再优化,形成动态检测和管控。合规风险监测结果及基础分析结论根据需要和权限报告合规主管部门、合规管理层。

第二节　采购合规咨询

采购合规咨询系控制合规风险，预防合规风险发生的重要手段之一，其主要是指合规管理人员对涉及企业合规议题和合规问题给予的一系列阐释和说明，并根据实际需要出具相应的合规咨询意见或者建议。

按照合规咨询的内容不同进行分类，可以分为综合合规咨询、专项合规咨询。

综合合规咨询主要是指针对涉及的采购业务和工作所开展的具有全面性和体系性的合规咨询活动。综合合规咨询所涉及的合规议题比较宏观，往往涉及企业战略发展层面的内容，比如商业模式、发展方向、业务伙伴选择等。故综合咨询应当具有周期性，定期召开，对一定期间采购运行中的合规问题进行汇总统一咨询，并出具合规建议，辅助业务落实。

专项合规咨询主要是针对采购部分业务或者工作所开展的具有针对性和特色性的合规咨询活动。专项合规咨询所针对的合规主题或者合规问题比较具体和敏感，具有较高的时效性要求。例如，在采购合规管理中，国家出现政策或监管法律变动时，在新政策或新法下如何调整某一部分的采购业务，使其合规运行，或根据采购相关法律，在实施电子化采购后如何保证采购数据安全等。

一、采购合规咨询的原则

采购合规咨询的原则为：适度性、客观性、前瞻性、留痕性、保密性。

（一）适度性原则

合规咨询的适度性，是指企业合规咨询应当根据企业合规义务和合规风险予以科学合理地适用，防止出现"过度咨询"和"盲目咨询"的问题。对于合规管理来讲，目前实践过程中除了部门专业人员外，普通员工对合规依然处在"一知半解"的状态，部分单位合规咨询出现过度化状态,要求合规咨询人员无差别参与有业务会议。在实际中,合规部门及合规人员应当根据合规风险评估的结果,有选择性地参加相关业务会议,而不需要参加所有会议。这一点是评判合规管理体系有效性的主要依据之一。全面参加会议,既不具有可行性,也往往会造成合规资源的大量浪费。反之,如果合规部门在重要的业务会议中缺席,将失去了解业务的机会,不利于向管理层和业务部门及时提供合规专业支持,更重要的是会给员工造成合规专业团队缺位的印象。同时,合规咨询应当注意不得过度干扰业务执行,合规建议应当从实际出发,切实可行,做到"有所为有所不为"。

(二)客观性原则

合规咨询的生命线系客观中立,从风险评估和风险控制出发,不应受到其他外在因素的影响。坚持中立,是指企业合规部门及合规专业人员在合规咨询过程中应当坚守中立的角色和立场,做好企业合规的"咨询者"和"辅助者",而非企业合规的"领导者"和"决策者"。即合规部门及合规专业人员应当本着实事求是的态度和原则开展合规咨询活动,不应当掺杂任何部门利益、个人感情或者道德评价。比如,合规咨询人员在参加业务会议时,应当明确自己的角色定位——业务部门可以信赖的专业伙伴。如果某个与会者提出的意见与企业合规管理的原则相左,合规人员可以在讨论中从合规角度给出专业的意见和建议,但应避免从道德或者价值角度对该与会者进行指责或者评判。因为在形成最后的决议前,所有的与会者应当有机会畅所欲言,这是在决议作出后能够被所有与会者接受和执行的基础。会议纪要不必把讨论的全部内容记录下来,因为某些内容可能被断章取义将来用作攻击对手的证据。

(三)前瞻性原则

企业合规的前瞻性主要是指企业合规咨询应当及时关注企业自身以及周边环境的变化,及时关注企业合规义务的变化,科学预见企业合规风险的增减,并有效地为企业合规发展提供专业咨询服务。合规治理不是静态总结的过程,而是一个向上的动态治理过程,尤其对于快速发展的企业或业务以及受监管影响较大的单位或业务,其对企业合规咨询的前瞻性要求就越高。为此,合规部门及合规专业人员应当及时掌握最新的合规动态,积极预测潜在的合规风险,并提出前瞻性的管控建议,同时积极融入业务活动和业务发展趋势,从而提供高质量的合规咨询产品。

（四）留痕性原则

风险不是必然发生的,合规价值不只体现在合规风险爆发后的处理,更加体现在合规风险的规避,通过事前管理注意风险管控和行业规范,减少企业损失,明确责任承担也是合规的应有之责。而对于行业规范,划分各段责任的重要参考资料就是留痕。企业合规咨询建议措施的使用应当以书面的方式予以准确记录,既应当清晰地反映合规咨询的整个过程,也应当明确地记载合规咨询的办理结果。尤其是针对正式的合规咨询,更要求主动全程留痕,完整、客观地记录其整个情况。合规咨询的留痕性并非要求"凡事必录",而是要求有针对性地科学、合理记录,体现合规咨询的重点、难点和要点。合规咨询的留痕性可有效地体现企业合规管理成果,也是应对执法检查或者责任分配的重要证据材料。

（五）保密性原则

合规咨询的保密性,是指企业合规部门及合规专业人员在合规咨询中应当注重保守包括商业秘密在内的各项信息。一般未经允许,不得向被咨询者之外的人员透露合规咨询的相关内容。此外,对于一些事关企业发展的重大合规咨询,往往会邀请专业的第三方介入,此时更要注意合规咨询的保密性,可以与第三方签订合规咨询的保密协议,从而依法保障企业的正当权益。

二、采购合规咨询的运行

采购合规咨询机制运行应当从以下方面落实。

（一）合规咨询制度建设

采购合规咨询作为合规风险管理的软性措施,更需要制度保障,给予合规咨询强制力保证才能使合规咨询落到实处,充分发挥合规管理的作用。一旦缺乏强制力保证,在现有合规意识下,合规咨询将较大可能停留在纸面。为此,医院应当将采购合规咨询措施纳入合规制度体系之中,并且列明应当适用合规咨询措施的具体情形,以及未进行合规咨询而发生合规问题后所应当承担的责任后果,从而以制度的约束力保障合规咨询的可信度和权威性。

（二）规范合规咨询人员和流程

采购合规咨询不应当是"一哄而上或一哄而下"或"浑水摸鱼"的,合规咨询人员不应作为闲职人员。应当要求专业的人员通过正当的标准和流程进行操作,要符合人员资质和程序正义的相关要求。首先,合规咨询的专业化,合规咨询管理人员应当具有相当的业务知识和合规知识储备,应当经过考核培训上岗;其次,合规咨询流程的规范化,即合规咨询应当按照设定的流程开展,尤其是对于正式的合规咨询而言,从合规议题的具体选定、合规咨询的发言顺序等应当严格进行规范,不得人为擅自改变;最后,合规咨询反馈的规范化,即合规咨询的最终结果应当按照规定要求在规定期限内向咨询对象予以反馈,对于正式的合规咨询还应当签名或者盖章。

（三）建立合规咨询场外咨询体系

采购合规咨询的最终结果是医院开展决策的重要依据之一。尤其是随着采购发展规模的不断扩大、医疗领域的不断拓展以及各级员工的不断增加,合规咨询所面临的情况将会越来越复杂,对于合规咨询的质量要求也会越来越高。为此,除了加强企业自身合规团队的专业化水平建设之外,还应当注重"借脑",即加强医院外部专业力量的引进和使用。为此,有条件的医院可考虑建立合规专家数据库。针对一些复杂敏感的合规问题,邀请专家参与论证和研究,从而不断提升合规咨询结果的品质。比如,针对一些涉及医院重大发展的知识产权领域的合规咨询,除了医院采购合规团队及其合规专业人员之外,可考虑邀请知识产权领域的法学专家、技术专家等参与合规咨询,体现合规咨询的专业化水平,切实保障合规咨询的有效性。

第三节 采购合规检查

合规检查是合规管理部门或人员对各业务部门的合规遵循和管理情况以及合规管理体系的运行情况和效果进行检查和检验,是保障业务合规运行、提高发展质量的重要措施。

一、采购合规检查的原则

(一)统一性原则

合规检查应当坚持三个统一——"人员统一、标准统一、方案统一":人员统一是指单次合规检查参与人员应当统一,避免中途人员变动;标准统一是指合规检查作为合规运行有效性的评价过程,应当统一标准,避免道德和人情影响;方案统一是指执行一套检查方案,统一工作方向,对工作目的、要求达成一致的认识。

(二)中立性原则

合规检查人员应当保持中立,遵循回避制度,进行交叉检查,同时对具有利益关系的检查事项应当主动回避。坚持对事不对人的基本观念,客观认定合规有效性和检查中暴露的潜在合规风险。

(三)保密性原则

合规检查是一种深入的实践考察,将获取较多的单位或业务非公开信息,参与合规检查人员应当注意保密义务,除为本单位合规管理目的外,不得随意使用获取的合规检查信息,不得随意向其他无关第三方披露合规检查信息或结果。

二、采购合规检查的运行

采购合规检查机制运行应当从以下方面落实。

（一）确定合规检查目标、内容及依据

合规检查应当以客观公正地评价医院采购业务规章制度设计的符合性及执行的有效性为目标，根据医院组织架构及采购权分布，结合医院经营管理历史资料与风险评估结果，确定合规检查涉及的主要业务及责任部门。同时，根据检查目标有针对性的列明检查依据，制度设计符合性评价标准为各业务领域内国家、行业所出台的法律、规章以及上级单位颁布的制度、标准等。将掌握的上级规定和要求与医院现有的制度流程标准进行参照比对，查找医院制度的设计缺陷。执行的有效性，应当以医院内部规章制度的设计流程为参照标准，进行穿行测试，明确现有采购流程的适用性缺陷和优化措施。

（二）明确合规检查的切入点、关键流程

切入点有二，一是问题导向，梳理医院以前年度审计发现问题及风险事项、纪检监察通报、涉诉案件、风险事件、内控缺陷等，审查有无整改不彻底、屡查屡犯的问题；二是从合同切入，合同是具体业务信息的交汇点，从合同入手，往前后延伸，路径较短，可以较快了解经济业务的全貌。同时，在此基础上根据采购运行情况确定关键流程和关键控制点，做到有的放矢。

（三）明确检查范围、方式和人员等的安排

一般而言，首先，采购合规检查的范围应当包含：聚焦制度流程建设、采购方式选择、采购实施管理、采购决策管理、往期问题整改等方面。其次，明确各事项的检查方法、标准以及相关要求。根据事先制定的采购合规检查点，检查采购项目资料，查看操作流程是否合法、规范，并将发现的问题记录到检查表中。最后，合理制订工作计划，确保在计划时间内，高质量地完成检查任务。要选择业务水平高、沟通能力强的检查人员。

（四）制定和宣贯检查方案

在明确检查目标、切入点、流程、范围等后应科学制定检查方案,同时对检查方案进行宣贯,对参加检查人员进行检查方案的培训和讲解,统一认识。详细解读检查方案,明确检查工作的目的、检查依据、检查内容和标准、检查工作要求等,提高思想认识,夯实工作基础。对检查工作进行细化分解,明确各项任务及完成时限,同时明确各项检查工作的责任人,为检查工作扎实有序开展提供保障。

（五）全面分析、有效整改

合规检查要明确检查不是目的,目的是通过检查发现风险并进一步完善,使得采购业务合规运行。针对检查中发现的问题,要及时跟进问题整改,进一步规范招标采购活动。具体可采用 PDCA 闭环管理模式,在检查、通报的基础上,以问题为导向制定整改措施,完善制度流程,加强培训宣贯,推进整改落实,形成采购规范管理的长效机制。

合规检查注意事项。检查中应当严谨规范、务实高效,重点把控进度、质量、沟通四个方面。首先,进度关系到能否按期完成检查工作,检查牵头人要高度重视。在分解检查任务时,任务颗粒应尽量明确、具体,确保所有工作分配到人,并确定明确的完成时限。其次,质量是合规有效性运行评价的关键,每天复查重要节点的工作进展,及时发现可能影响检查进度的风险,尽快与相关责任人沟通、解决,保障检查工作的正常运行。对发现的问题实行复核机制,逐项复核检查底稿及相应的支撑资料,保证检查结论的客观性。检查结束前,对草拟的检查报告进行集体讨论,重点关注收集的证据是否充分恰当、法规的引用是否规范正确、措辞表达是否明确得体、整改建议是否具有可操作性等。再次,检查组成员之间进行沟通,确保检查进度信息透明和对称,可在每天召开检查工作碰头会,现场讨论检查流程的可操作性和工作底稿填写的规范性,不断总结经验、完善流程、细化底稿。最后,与被检查人员沟通,补充提交缺失的资料、问题核实确认,确保问题真实、定性准确。

具体而言:一是查看项目资料要认真、仔细,既要关注整体,又要注意细节,可以先粗略浏览项目资料的完备性,再看具体文件的规范性。发现疑似问题,在相应的资料中做好标记。二是如实记录发现的问题,规范问题描述,做到问题描述详细、准确、无歧义。可以先明确问题,再详细描述,必要时可摘抄问题源。三是在与被检查单位核实确认问题时,应判断被检查人解释的合理性、合规性,避免检查流于形式。四是参与检查人员应严格执行采购事项信息保密规定要求,严禁外传相关资料和信息,严禁参与检查人员徇私舞弊、弄虚作假。五是检查后的追责与整改,检查后应当制定整改台账。针对发现的问题和原因分析,制定整改台账并逐项进行整改。问题台账,包括检查信息、采购项目信息、问题信息、整改信息,这样既便于问题立行立改,又能实现问题集中管理。具体包括检查名称、单位、项目编号、项目名称、采购方式、问题类型、问题分类、问题描述、整改措施、整改完成情况、整改支撑材料。加强合规宣贯。对发现的问题和整改措施,向采购人员和代理人员进行宣贯,减少对制度理解、执行上的偏差;对典型问题,整理成案例,作为日常操作参考,避免出现同类问题。按照问题整改流程,针对上述问题,提出具体的整改措施。

第四节　采购合规报告

合规报告是指报告提交机构向报告接受机构提交的,反映一定时期内的综合合规信息或特定合规事项的一项合规管理活动,是合规管理组织架构中沟通工作信息的重要内容。

一、采购合规报告的原则

(一)及时性原则

合规管理作为一个动态过程,合规报告应当在规定时间内及时向合规管理部门和领导层提交。

(二)真实性原则

合规报告反映的信息应当真实、客观、准确,不得隐瞒或故意掩饰,真实反映一定时期或特定事项的合规管理现状及问题。

(三)有效性原则

对合规报告反映的问题,在报告过程中应提出初步的风险管控措施,并对能立即整改的合规事项披露责任部门应当及时采取适当的整改措施,提高合规报告的有效性。

(四)保密性原则

合规报告的编写人员和查阅人员应当提高保密意识,除公司另有安排外,严禁将合规报告内容及相关信息向外界或报告路线以外的人员透露。

（五）畅通性原则

合规报告流程机制的设计应当简洁、清晰，直达管理层。使管理层可以清晰把控合规管理内容，并进行合规管控。

二、采购合规报告的管理

（一）合规报告种类

一般而言，合规报告根据不同事项可分为定期报告和即时报告。定期报告一般有月度报告、季度报告、半年度报告和年度报告 4 种。即时报告一般是针对具体的合规风险事项提交的合规报告，有书面合规报告和紧急情况的口头合规报告两种形式，口头合规报告可分为三个层次：初次报告、跟踪报告和结案报告。初次报告是对合规风险事项的首次报告，其主要内容包括：基本情况，已形成的损失、不良影响，事态分析及预测，已采取的补救措施及结果，下一步工作及建议。跟踪报告是对合规风险事项的情况发生重要变化、处理措施取得重要进展时所作的报告，主要内容包括：事态进展情况，已确定的责任人、已形成的损失和风险隐患，已采取的补救措施产生的效果，风险和损失的变化情况等。结案报告是对合规风险事项所作的终结报告，主要内容包括：一是情况概述。事项基本情况，事件发展过程，已造成的损失及不良影响。二是原因分析。事项的发生违反了哪些制度规定，涉及合规管理的哪些薄弱环节、漏洞和风险点，是否存在规章制度和内控措施不完善问题及未有效执行问题。三是整改措施。已采取的资产保全、减少或挽回不良影响等预防与补救措施，针对暴露出的漏洞和薄弱环节采取的整改措施，下一步避免风险事项发生的工作措施。四是责任认定和责任追究。在事实清楚的基础上，分清造成风险事项的各个环节和各个层次的人员应承担的责任，并从主客观、直接和间接方面区别责任的主次和大小，对有关责任人员进行责任认定和处理。结案报告应当采取书面形式。

（二）合规报告流程

合规报告根据编写人员的不同一般分为两种形式路径，一是矩阵式报告路径，二是直线式报告路径。矩阵式报告路径使用业务部门发起报告，各级机构的业务或管理部门向合规管理部门或合规岗提交合规报告时，应当同时向本部门负责人报告。直线式报告路径适用于合规管理领导层直接安排合规报告发起,由合规人员直接编写后递交合规管理部门负责人,并由合规管理部门负责人递交合规管理领导层。两种报告分别通过"自下而上和自上而下发起"能较好地维持合规报告机制运行。

(三)合规年度或半年度报告的编写要求

(1)合规管理状况概述。整体叙述合规管理体系的设置与运行情况,描述合规风险情况、合规管理的主要优化情况和合规管理后风险规避和发生情况,并表明下一步合规管理方向。

(2)合规政策的制定、评估和修订。对单位或业务整体合规管理政策进行总结优化,提出进一步的修改意见。

(3)合规负责人和合规管理部门的情况。对合规负责人履行情况做总结性描述,对合规管理部门运行和履行情况做整体描述。

(4)业务管理制度和业务流程情况。对单位内部业务管理制度的执行情况和业务流程运行情况做整体总结分析,提出完善建议。

(5)重要业务活动的合规情况。针对重要业务开展情况和实施情况做总结分析。

(6)合规评估和监测机制的运行。对合规体系运行做总结,提出合规体系运行环节的问题和完善建议。

(7)重大合规风险及应对措施。汇总定期内的重大合规风险与处理措施。

(8)重大违规事件及其处理。

(9)合规培训情况。

(10)合规管理存在的问题和改进措施。详细展开或汇总前述内容中的修改意见和改进措施。

(11)其他。根据单位或业务合规管理需求予以补充。

月度报告和季度合规报告的内容可参考年度、半年度合规报告,主要反映本季度发生的采购合规风险事项与采购合规管理事项。

第
十
五
章

医院采购合规的人员保障

　　制度与流程和管理组织架构是采购合规的执行前提，而良好的人员配置是组织的保障。在采购实践中，合规管理人员一般可分为专职合规管理体系和兼职合规体系，医院需要根据实际情况和人力资源状况进行合理选择。

第一节 合规团队的组建模式

一、合规管理团队的组建模式

合规团队是采购合规管理的核心团队,但并不意味着合规仅是专业合规人员的职责。合规管理是企事业单位全体管理人员及员工的责任。这就要求企事业单位内部建立相应的合规组织,并配备合规人员,调动各方面的资源参与到合规工作中。故在实践中产生了两种合规团队体系:一是专职体系,二是兼职体系。

专职体系是设立专门的合规管理部门,配置专职合规管理负责人和合规管理人员,在企事业内部建立合规委员会,由合规管理负责人担任委员会主任,由来自不同业务单位的最高领导作为委员,就企业合规管理中的重大问题进行讨论和决策,合规委员会是单位内部合规管理的最高专门机构。合规管理部门则作为合规委员会的执行机构,落实合规策略,发布合规要求并指导业务人员开展工作。合规管理部门通常会设立不同业务及区域的合规官,分别负责相应业务领域或地理区域内的合规工作,同时会设立专门负责检查、调查、处罚及整体合规策略的合规官。

兼职体系是一种较为相较分散的团队组建模式。合规管理负责人由企事业内部法务部门负责人兼任,单位内部搭建合规管理的议事协调机构,由合规负责人定期召开会议统筹安排合规管理事宜,法务部员工兼职合规管理人员,负责指导业务部门的合规管理事宜,同时在业务部门设置兼职合规专员,在合规管理部门的指导下处理业务部门内部的合规管理事宜。

无论何种组建模式,作为合规管理的人员核心,合规团队在日常生活中均应当肩负起主要的合规管理责任。参照《中央企业合规管理办法》,合规管理团队应当承担合规管理的组织领导和统筹协调工作,定期召开会议,研究决定合规管理的重大事项或提出意见建议,指导、监督和评价合规管理工作。负责拟定并持续更新公司合规管理制度和合规手册,并推动其贯彻落实;负责公司规章制度管理工作,保障公司规章制度合法合规;通过合规审核、合规检查、合规风险提示和报告等方式识别、分析、防范和应对合规风险;负责公司决策会议议案、规章制度、合同、重要经济活动等事项的合规审核工作;通过组织合规培训、宣传等活动培育合规文化;为公司管理层、部门和全体员工提供合规咨询和支持;协助纪委(监察部门)查处违规行为等。在日常合规管理工作中,按照合规要求完善业务管理制度和流程,主动开展合规风险识别和隐患排查,发布合规预警,组织合规审查,及时向合规管理部门通报风险事项,妥善应对合规风险事件,做好本领域合规培训和商业伙伴的合规调查等工作,组织或配合进行违规问题调查并及时整改。

医院在搭建采购合规管理体系时,应充分考虑资源支持力度、人员配置情况,从采购全流程出发,根据管理实际充分论证后选择适合自身的合规团队组建模式。

二、合规管理团队的特征

在合规团队进行合规管理过程中,经实践分析考察,一个良好的合规团队应当具备以下特征。

(一)充分的自主权和资源倾斜

有效执行合规管理的标志在于"确保日常监督合规计划执行的管理人员有足够的权威和地位"。合规管理的功能之一是企事业单位的自查自纠,合规管理人员处在企业运行监督者的地位,中立、客观和权威是存续的根本特质。这就意味着需要充分的自主权和资源倾斜,维护其功能实现。一是合规负责人在企事业单位内具有足够高的级别,能够庇护合规管理不受其他管理层的掣肘;二是有足够的资源,如人力资源,保证合规管理中能够全方位深入公司运行的方方面面;资金扶持,保证在出现重大合规事项时,可以顺利安排"第三方"入场协助或寻求"第三方"的帮助;三是合规管理报告机制完整畅通,可以直接与单位最高权力机构进行报告,是否存在紧急处置权。

(二)明确合规管理规范

良好的合规管理应当具备明确的行为规范要求。受企事业单位发展和不同业务类型的实际限制,企事业单位的业务运行会出现零散的、本能反应式的,缺乏系统性和整体性的特点,但行为规范的混乱是最大的资源浪费。行为规范的目的是充分地使用人、财、物和环境信息,通过对目标和流程的研究及对信息最大限度地掌握,将合规管理任务进行数量化分解,确保合规管理中的数据明细可靠、计划准确可行、流程实时可控,最终组成一个对过程进行高效控制的管理系统,使合规管理统一、规范、标准一致。规范化的程序包括政策、职务、权责、功能、步骤、流程、指示、规范和特殊事项的指导原则,既是所有合规人员的工作方针和行为准则,方便其自我管理,也有利于合规管理部门更加容易地取得其他部门的支持与配合,不断实现合规管理目标。

(三)合理科学的奖惩机制

良好的合规管理团队应当时刻要求合规人员谨记责任又充满活力,其最根本的要求是对合规行为的激励,以及对违规行为的惩戒。奖励和惩戒应在团队内部得到公正的执行,"无论被嘉奖者或违规者的职务有多高或者多低"。及时向合规人员传达"良好的管理会使人获得荣誉和利益;不道德行为将不会得到容忍,并会迅速地让违规者承担相应后果"的信息。

(四)学习型组织团队文化培育

合规是一个动态管理的过程,为使合规管理人员不断提高专业能力,应对不断变化的合规风险,需要运用组织学习理论把合规管理人员团队和合规管理部门构建成学习型组织,促使其不断学习,以适应不断变化的合规管理要求。构建成学习型组织的核心就是要在动态的环境中,以组织和个人的共同愿景为基础,个人和组织不断地学习,并运用系统思考,尝试各种不同的问题解决方案,进而扩充个人的知识和经验,以改变或转化整个组织行为,增进组织的变革和创新,最终达成合规管理目标。

第二节 合规管理人员的职责分配

一、合规管理人员的职责

（一）合规管理负责人的职责

（1）组织制定合规管理战略规划；

（2）参与企业重大决策并提出合规意见；

（3）领导合规管理牵头部门开展工作；

（4）向权力机构汇报合规管理的重大事项；

（5）负责制定合规管理目标、基本制度；

（6）组织执行合规管理制度，完善合规管理体系，为合规管理专员履职提供充分条件；

（7）组织培育；

（8）组织起草合规管理年度报告。

（二）合规管理专员的职责

（1）贯彻企业合规管理规划和方案，执行合规管理制度；

（2）对负责领域相关的国家和行业政策进行动态研究，负责收集管理领域相关的外部司法、政府监管、合作方或合同相对方等机构的违规查处信息；

（3）负责识别、分析、评价和应对本业务系统涉及的合规风险，发布合规预警，提出相应的应对方案，向合规管理负责人提交部门合规风险管理报告；

（4）负责部门业务范围内的合规审核工作，管理本部门审批、核准、审核、备案等合规审核事项；

（5）对负责领域相关的企业重大经济决策及经济合同的合规审查，出具合规审查意见；

（6）对负责领域提供相关的合规咨询，为部门以及员工履职提供相关合规咨询意见；

（7）负责向合规管理综合部门提交合规资料（违规行为信息）；

（8）组织员工开展合规培训；

（9）组织或者监督负责领域的不合规行为、配合违规问题调查，并及时整改；

（10）参与制定合规管理制度、文件和手册，并推动贯彻落实和维护；

（11）参与撰写公司的年度合规管理报告；

（12）接受合规管理部门的合规审查，配合合规管理监督部门的违规调查，并按要求落实整改。

二、采购合规人员的能力要求

合规管理人员应当履行上述职责，医疗采购合规管理对采购合规人员有更加特殊的能力要求。

（一）基础能力要求

（1）职业道德标准要求，采购合规人员应当具备良好的职业道德，廉洁奉公、尊重合作伙伴，对待供应商要平等友善。采购合规人员，特别是在兼职体系下，具有更高的职业道德标准。合规本质之一是监督，通过监督或预先分析发现合规风险并管控合规风险，良好的职业道德标准是根本，采购作为关键且对外业务，更容易受到来自外界的诱惑，应当恪守本心。同时，在医疗采购的合规监管中，基于采购的特殊性，对供应商的审查是关键审查要素之一，要不断与供应商打交道，就应当保持谦逊，尊重合作伙伴，才更容易获取与供应商的交易信息。

（2）分析与解决能力，具体包括综合分析、判断和决策能力，解决问题的能力，突发事件快速协调、应变和处理能力。作为贪腐的重点环节，采购是合规管理的重中之重，也是反腐败合规中的重点审查环节。其领域的特殊性，要求采购合规人员应有更强的分析与解决问题的能力，对于合规审查中的细微之处应当予以总结分析，整体判断，在出现重大且紧急合规风险时，应当果断决策，快速处理，以避免进一步损失的发生。

（3）学习与创新能力，采购合规人员应当具备持续学习能力和灵活应变、不断创新的能力。合规风险是不断变动的，随着单位内外部环境的变化，部分事项在合规与不合规之间变动。合规管理人员需要加强学习能力,预测环境变化带来的合规风险,同时通过创新安排保证业务的合规性,尽可能地维护业务的平稳运行。

（二）合规能力要求

(1)良好的环境及社会意识。合规是目的是使企业回归管理红线,从而获得内外部价值的统一,其并非企业内部的治理。特别是在医疗采购领域,基于医院的特殊属性,医院整体的道德规范、环境系统和规范及社会责任等非专业因素是一个医院生存发展的重要因素,采购合规人员应当具备良好的责任意识和内外部相统一的思维方式。

(2)法律与规范意识。采购合规人员应了解法律法规、法律风险、知识产权及合同管理知识,书写公司愿景、企业文化、目标、公司流程、组织结构、采购政策等内部规范。熟悉了解合规管理的依据和标准,以便在后续的合规管理中,清晰把握"红线"提供恰当且符合实际的合规管控方案。

(3)良好的合规管理程序意识。合规管理是一个可持续改进的合规管理闭循环管理过程。大体可分为内外环境调研梳理、明确合规职责、业务建模、合规义务检索、合规风险识别、合规风险防控、完善业务合规制度、合规监督改进、合规绩效考核、发布业务合规管理文件等环节。各个环节是环环相扣的,比如,我们要建立公司采购业务合规管理体系,合规管理人员要围绕公司的采购业务,对公司内部、外部环境调研梳理,了解采购业务管理单元的外部相关方、企业采购业务内容、采购管理组织架构、采购业务的制度建设等方面。了解后以方便合规工作组后续的工作,比如,了解外部相关方,便于梳理收集合规义务,了解企业采购业务的内容、采购管理组织架构、采购业务方面的制度建设等方面,便于进行业务建模、风险识别等。

(4)风险识别和风险评估能力。该项是采购合规人员的核心能力之一。解决合规风险的前提是发现风险。风险识别应当包括法律法规、强制性规范和政策要求、社会公德和商业道德、廉洁规定、职业操守要求,企业的本身的合规承诺等多方面带来的风险。其次在评估中要注意风险源是否涉及利益管理活动,是否涉及不当的权力行使,是否存在制度、技术缺失、缺陷,是否存在监控缺失、缺陷等,同时判断不合规后果影响,并进行适当评估。

（三）采购能力要求

(1)道德素养要求。医疗采购质量的好坏直接关系到疾病诊断和治疗的可靠性、有效性,关系到病人的生命安全与身心健康,也关系到医院的医疗质量、服务信誉和经济效益。采购部门是大笔资金的流出部门,良好的道德素养对于采购合规人员来说尤为重要。采购合规人员只有做到诚实而不愚钝、精明而无邪念,才能在各类医疗设备的采购过程中坚持良好的行为准则,以最低的成本,取得高性价比和低消耗的产品;才能自觉抵制各种腐败和不正当交易行为,防止医院利益和病人安全受到损害。

(2)专业技能要求。除药品和耗材采购外,医院采购的现代化医疗设备,大多具有结构复杂、加工精细、技术含量高的特点。采购合规人员应具有系统的管理知识和现代科技知识,熟练掌握采购需求分析、采购计划制订、采购洽谈、采购合同履行、供应商管理、采购控制管理、采购信息管理、电子商务方面的知识和技能,了解经办设备的材料来源、组合过程、基本功能、品质、成本、用途等,还要能够与所需科室共同确定设备器材的技术参数、性能、指标、耗材配件及售后服务,以避免申购科室利用专业知识和学术地位施压,从而影响采购的客观性。

(3)沟通能力要求。医疗采购工作量大面广,需要与院领导、科室领导、操作人员、政府部门及供应厂商进行广泛的沟通交流。采购合规人员既要严格按制度和流程办事,以诚恳待人的方式处理好各方面的关系;也要主动向临床科室征求意见和建议,宣讲采购管理规定,适时提出合理化的变通方案或建议;同时具备与供应商的沟通能力,宣贯合规管理要求,要求供应商作出合规承诺。既要具有"长话短说、言简意赅"的口头表达与书面表达能力,准确清晰地描述所购物品的数量、规格、价格、交货期限和付款方式;也要为今后顺利有效地执行采购作业,形成长期共存、合作共赢、和谐发展的医疗设备售后服务市场培育良好的关系。

三、采购人员管理合规重点与优化措施

当下采购人员合规管理的难点在于:采购人员合规意识不足,一是由于合规管理自2018年才被正式提出,医疗采购方面正在逐渐执行,很多医疗采购人员缺乏对合规的整体认知;二是公立医院的医疗采购受到较强的监管,很多采购通过分门别类采购方式的规制,采购人员在执行采购过程中存在只做"引路人"而非"采购人"的思维,只要放入正常的采购轨道,或者交由第三方招采机构后就与采购事项逐渐分离,大多关注程序匹配,缺乏采购全链条的管理意识。

采购人员的道德风险教育不足,成为反腐败反贿赂合规的管理难点。采购员在工

作中应遵守道德规范,公正、公平、诚实、恰当地对待和公司有业务关系的所有供应商,在交易中应忠诚于公司并使公司利益最大化。采购人员的道德问题主要表现为:一是向供应商收取甚至是索取现金回扣、礼物、服务;二是引入与自己有关系的供应商,不论是亲戚还是朋友,在决策时没有采取合理的回避方式;三是自己或家人与供应商之间有其他利益往来。

采购绩效考核机制不完整,在医疗采购过程中,更准确地说在整个采购领域的考核中,整个考核评价体系的核心为"采购成本与采购质量",通过分析成本和质量对采购人员进行管理,而忽略整个采购行为的合规性。就目前而言,采购绩效评估指标一般包括:品质绩效,通过验收记录及使用记录进行判断;数量绩效;时间绩效,通过对供应商交货时间评估采购效率;价格绩效,通过对产品价格的横向对比来碰面。采购绩效评估一般不含有行为评估,对于行为合规存在有意或无意的弱化。

综上,在后续的采购合规管理人员中,应坚持以下优化管理措施。一是选择业务扎实的合规管理人才。合规管理是深入企业业务的管理,一方面需要良好的合规知识作为基底,另一方面也需要良好的业务知识作为支撑。在合规管理团队中,可以选择具有良好业务基础的人员从事专职管理人员或者兼职合规管理人员,形成复合型合规管理团队。

二是建立完善的合规管理培训体系。针对企事业单位的领导层和采购业务领域的关键业务环节人员、普通员工和合规管理团队成员工设计相应的合规培训课题。合规培训要从企业的最高决策机构开始,要让管理层的每一位成员都接受合规培训,形成合规意识,能够主动地监督企业的合规经营。对合规管理人员要进行合规培训,不断提高他们的合规管理能力,对采购业务人员进行合规培训,提升他们的采购合规意识。同时,对合规管理人员定期开展专业的合规考试,考试合格作为持续履职的考核的标准。

三是提升信息化合规管理能力。相较于国外来说,我国的电子采购发展时间相对较晚,各企事业单位受传统采购形式的影响较深,不少采购人员及采购合规管理人员对电子招标采购缺乏科学全面的认知。互联网技术的飞速发展,导致新形势下招标采购采取电子化手段已是必然趋势。因此,采购合规管理人员应当重视和学习电子化采购的知识和信息化合规管控措施和运用,企事业单位也可以通过聘请专业第三方帮助采购合规管理人员树立科学的认知和信息化合规意识和方法,鼓励采购合规人员积极参与到电子采购平台和信息化系统的建设与管理创新中,从设计之初就嵌入合规管控措施,形成自动预警体系。此外,单位要对采购人员进行电子化采购平台或系统的使用和学习培训,让采购人员充分认识到电子化工作的优点,从而提高采购的效率和效果。

第三节　专家委员会的作用

评审专家机制是我国政府采购制度体系的一项重要制度设计,《政府采购法》及其实施条例以及相关的政府采购法规、管理办法赋予了评审专家对投标(响应)文件等相当大的评审权和自由裁量权,评审专家在政府采购活动中的作用举足轻重,其评审意见直接决定了相关政府采购的结果,因此其自身素质和专业水平将直接影响政府采购行为的规范程度和采购项目质量及绩效,同时在合规管理时代,也决定着采购管理的合规性。

一、专家问题现状

实务中,"专家不专"、评审专家责权不对等以及未按规定履行职责、评审程序和现场管理不规范等违法违规现象频发,直接影响了项目的顺利开展,极大地影响了采购活动的公平公正并损害了企事业单位的合法权益。专家问题归纳起来主要有以下4个方面。

一是专业不精。主要表现在:知识结构单一,其所学专业或从事行业领域与评审项目标的物专业不对口;部分专业技术淘汰或过时,且不主动学习相关领域的新知识、新技术、新经验,缺乏对市场主流研发方向、制造或施工工艺的了解和把握。在评审过程中的具体表现是:不了解一些基本概念和看不懂指标,甚至无法评判,打分环节左顾右盼,跟着别的专家走,甚至直接抄袭其他专家的评分,丧失了专家独立评分的原则和作用;或者不求甚解,仅对照供应商的自我评价表象且不寻求相关内在证据进行打分,使评价结果出现偏差。

二是经验不足。主要发生在参加同类采购活动较少的专家身上,表现为对不同采购方式的区别不清楚,对相应评审工作的规定、程序不熟悉,对评审内容、评分规则、评审重点等把握不准,不了解项目采购的基本应用背景。有的专家在评审现场无所适从，分不清主次先后、轻重缓急；有的把评标当作一般的技术评审，甚至对标的物和供应商提出改进意见；有的随意要求供应商进行澄清说明或提出废标等要求；有的不按评分标准评分，评分随意、想当然；有的遇到问题不会处理，不能妥善解决等，影响了评审效率。

三是违法乱纪。有个别评审专家私心太重、唯利是图，在明知法律法规不允许的情况下，为达到某种目的，钻法规的"空子"或打"擦边球"，利用专家身份，创造或利用某些机会，倾向或排斥特定投标人，或者根本就是藐视评审现场或其他专家。主要表现有：应当回避却隐瞒事实不主动回避，故意迟到或擅自离开评审现场，违规携带通信工具通风报信，发表倾向性或歧视性的言论意见诱导他人，不按照招标文件规定的评标标准和方法评标，评审结束后向供应商透露或夸大局部评审细节，引起不必要的质疑。还有一些评审"老油条"，熟谙评审过程，总是嫌评审费低，对评审结果不负责任，对一些小问题咬文嚼字、纠缠不休，想通过废标减轻评审工作量，或草草评审完事，带坏了评审风气。

四是素养不高。个别评审专家不"专"，缺乏合规意识，缺乏实事求是、求真务实的科学精神，作风漂浮、随波逐流，并把这些习惯和作风带到评审中，不是站在采购方的真正需求上考虑问题、不是依据客观事实发表意见。主要表现在：不认真审阅招投标文件，或审而不查、查而不核，以图跟上节奏或尽快完成评审了事；不敢坚持自己的正确意见，隐讳自己的观点和见解，不愿表达事实真相，或对别人的意见牵强附会；不尊重投标单位的劳动和一些客观事实，对投标单位的瑕疵揪住不放、讽刺挖苦，以显之能；不愿承担责任，不参与质疑投诉处理；不坚持独立评分原则，利用评审分工减轻工作量，对分内分工夸大其词，对分外分工高高挂起、抄袭打分，降低了评审工作质量。

现阶段，基于合规的发展时间较短，并未更多地渗入专家评审制度，专家评审制度的设计理念，仍以分权制衡、预防腐败为主。国家不断出台专家评审相关的政策或规范进一步明确了评审专家在政府采购中的地位作用，并没有否定专家评审制度，而是根据国家的反腐形势、项目需要，本着实事求是的态度，对前一个时期矫枉过正的专家评审具体制度理性的回归，纠正评审专家大多在"评审"时才能使用的狭隘认识，充分发挥专家在采购各阶段的支持作用。

二、采购专家委员会的作用

专家评审是采购工作中的关键环节,其专业技术水平、职业道德及评审质量的高低直接关系到采购工作的成效。为了保证采购质量效益,有必要从以下三个方面加强对评审专家的管理,提升评审专家的工作效能。

首先,设立采购专家委员会,加强对采购专家的管理和合规评审。评审专家是采购人(或代理机构)邀请的,负有组织评审专家开展工作的责任。一是应把好选取关,牢牢把握项目特点,结合专家库专业设置,合理提出专家专业抽取需求,必要时直接指定专家,避免与项目专业不对口的情况出现;二是评审前宣布评审工作纪律和程序,但要尽可能简单易懂并贯彻落实,这既是形式和仪式感的需要,又是纪律先行的宣誓;三是介绍项目背景情况,主要介绍需求背景和应用背景,因为这些背景情况一般不在采购文件中体现或难以文字表述,但对评审专家加深对采购目标的理解相当重要;四是加强对评审专家的合规管理,引导和监督专家的评审工作,向专业不精和经验不足的专家详细介绍项目情况和政策规定,向素养不高和试图违规的专家采取提醒、约谈、警告等手段,把专家引导到正确评审的轨道上来。所有这些措施,都是建立在采购人具备较强的法规知识和对采购程序特点、项目需求的深刻把握的基础上,故建立采购专家委员会,进行专门处理评审专家事宜,有利于保证合规评审,保证采购整体的规范性。

其次,要加强对评审专家的合规监管。由于人性复杂,对评审专家也需要监管。一是把好入库关,尽量采取专家自荐与单位推荐相结合的方式,严格按照拟定的专家入库条件审核把关,尽可能把职业道德过硬、专业水平优良和实践经验丰富的专家纳入专家库,严禁随意入库;二是强化事中、事后监管,评审现场要注意提醒和约束专家的不当言行,平时综合运用数据分析、信用评价、监督检查、信息公开等管理方式加强监管,加强专家信用体系建设;三是建立和发挥专家考核评价体系作用,对其专业水平和职业能力不能满足评审工作要求,以及在评审工作中出现不良行为甚至违法违规的,采取约谈、警告、调整、冻结、撤销资格等手段逐次清理出专家库。

最后,加强合规意识培养。合规意识是员工在运营实践活动中形成的主观体验和认识在意识中的反映,是对合规管理现象作出的价值判断。因此合规管理现象可以说是合规意识形成的前提和基础。但合规意识一经形成,即会对合规管理的创制和实施产生影响。采购专家是采购参与人员的重要一方,其合规意识的强弱可抹杀整个采购对于合规的努力。采购专家委员会应当承担起对采购专家合规意识培训的职责,对采购专家进行合规风险预警并增加合规管理案例教育,定期分批次举行采购专家合规培训,在重大项目上提醒采购专家和单位的相关风险,及时对采购专家的违规行为进行调查。加强合规文化建设,将对采购专家的合规培训作为专家管理的考核标准,作为入库和出库的管理指标。

第
十
六
章

医院采购合规的技术保障

近年来，越来越多的信息化技术运用到采购管理之中，极大的推动了采购信息化发展。在采购合规管理中，信息化技术更是必不可少的一环，传统的风险识别手段主要是靠人，然而风险无处不在，增加再多人手也无法保障能及时而全面地识别出风险，靠人盯人来控制风险实则是不可控的。想要更为前瞻性地管理风险，并且避免过多的流程控制、组织控制带来的低效问题，必须从技术上进行革新。

如果说风险与合规管理理论是燃料，那么技术就是引擎。尤其是在应急响应和危机处理方面，利用技术手段缩短处理时间，能极大地减少损失。

第一节　数字化采购合规管理体系

采购数字化是指贯穿采购计划、采购执行和采购履约的全链路数字化管理方式，利用数字化工具提升采购效率、降低采购成本与风险，提高采购管理能力。对于企业而言，采购部门需要通过流程线上化、数据统一化、管理智能化三个阶段实现采购管理的升级，最终实现降本增效的目的。数字化采购合规即为在采购数字化的基础上内嵌风险监测、风险识别、风险评估和风险报告等合规管理要素，通过指标化设计预警采购管理风险，实现风险记录、追溯和合规管理。

一、数字化采购的发展背景

中国采购市场在过去的几年间经历了快速增长，市场规模已经从2017年的70.8亿元上升至2019年的112.4亿元，市场增速也保持在20%以上的水平，预计2022年市场规模将超200亿元。与此同时，采购数字化管理市场也保持了20%左右的增速，一是在于采购SaaS厂商的快速发展，各模块软件间的协同能力、供应商资源的整合能力、业务场景的服务能力沉淀，采购SaaS完成了多项技术攻克。二是政策方面，十三届全国人大四次会议表决通过的《国民经济和社会发展第十四个五年规划和2035年远景目标纲要》中表示：要"打造数字经济新优势"，将数字经济发展和数字化转型的目标与作用提高到国民经济的高度，并提出"充分发挥海量数据和丰富应用场景优势，促进数字技术与实体经济深度融合，赋能传统产业转型升级，催生新产业、新业态新模式，壮大经济发展新引擎"。三是企事业单位为了进一步应对激烈的竞争环境，其管理模式开始从人力管控逐步向自动化管控靠拢。

各大行业领域中，工业与能源行业的整体数字化程度高，采购数字化进程也快于其他行业，目前处于管理智能化的初级阶段；医疗与医药行业企业由于信息系统建设与医院评级相关，属于刚性需求，各级企业在数据统一化方面也在不断升级；金融行业,尤其是银行业,各大行均有招投标平台,除固资、服务类采购外,办公消费类采购广泛使用电商平台,员工福利商城正在逐步渗透中。

二、数字化采购的应用趋势

一是打造开放的供应商生态。通过建立与上游供应商,甚至供应商的供应商长期稳定的关系,支持自身的采购管理,企业不再视上游供应商只是采购产品的提供者,而更多的是产品研发的伙伴和专家,利用供应商的专业化能力提高自身产品质量和管理流程。目前,行业头部企业已在逐步搭建供应商生态,不仅与上游供应商建立了战略合作的关系,还通过系统的连接与打通实现了信息流的高效流转。不断扩展的优质供应商生态不仅成为企业提升竞争力的有力壁垒,还是实现产业互联网的推动力。

二是技术的发展使更多场景化应用得以落地,向实现自动化更进一步。例如,大数据技术在采购管理方面已初步成熟,未来将逐步实现在采购各个场景下达到数据可视化、信息可追溯的目标。同时,随着企业对效率与成本的追求,AI 技术也将在采购自动化方面,发挥更大价值,进一步替代人工。

三是数据应用价值进一步提升,降低了采购的不确定性。目前通过采购管理与企业内、企业间的协同效应在逐步增强,其中一方面原因就是信息流的整合和打通。目前在一些制造业企业(包含制药业和互联网头部企业)中,数据应用正在从采购业务过程中的数据管理与分析与人为校验相结合,延伸至采购管理的需求预测分析与生产预测分析。

预测分析的价值在于使采购全流程业务与企业价值产出形成闭环。如通过采购端与销售端的历史数据和对应的营销策略,生成采购策略,指导结构业务。未来,随着采购数据的沉淀,预测模型将会越来越准确,人为干预的比例会降低,最终实现全业务流程自动化。数字化采购能帮助医院对采购进行全流程管理,嵌入风险控制模块以实现对风险的记录与追溯,定期或不定期对采购事项进行回溯或评估,以实现采购合规技术化管理。

三、数字化技术的应用现状

在医疗与医药行业,即便信息化建设企业与医院评级相关,属于刚性需求,相关数字转型中的成效仍然不佳,甚至在某些极端情况下出现了"弃而不用"的情况,更别提实现合规风险的记录与追溯、利用数字化平台辅助采购合规管理。究其原因,我们发现,采购数字化转型的困难在于以下几点:一是仅聚焦单点环节,难以充分释放价值。很多时候,企业会认为升级了技术,就顺利完成了数字化转型,然而事实远非如此。数字化所解决的问题归根结底是企业的资源配置问题,核心是高效运用有限资源实现创新。因此,要想通过技术提高采购质量和效率,仅仅是盲目运用新技术必将以失败告终。一个典型例子就是协同办公 IM:如果一个协同办公 IM 只能发挥在线沟通的工具作用,而无法与业务系统、财务系统进行连通,那么它所承载的价值就仅仅是电话的"替代品",难以称之为办公数字化。

二是技术能力有限,数字化运营易遇阻碍。数字化运营需要技术支持和维护,而部分企业缺少对应的互联网相关技术专员,从而限制了数字化转型的速度。信息化系统不是一成不变的,需要根据单位发展和采购实际情况不断变更优化,实现采购管理制度化、制度流程化、流程线上化,最终实现采购数字化,任何环节缺一不可。采购管理作为一个动态管理过程,采购系统的完善也必将是一个动态完善过程。一旦数字化系统与实际脱节,其继续运行将对业务产生巨大的阻碍。

三是采购业务规则的复杂性导致采购产品难以标准化,全链条的数字化分为 5 个环节——"研、产、供、销、服",大部分企业从自身核心业务切入。采购作为后台部门,主要是配合核心业务工作,企业核心业务数字化到一定阶段才需要对采购环节进行数字化来耦合企业整体的数字化链条。由于核心业务不同,各企业的采购业务逻辑往往也不同,外加行业属性、企业文化、组织结构等因素的影响,一个企业内部往往存在多种采购业务规则,且不同企业之间的差距很大,这就造成企业数字化采购需求相当复杂,且这种复杂性往往体现在细节之上,致使标准化的数字化采购产品难以推行,相关数字化厂商也因此无法推出统一性产品。特别是医疗采购方面,由于采购品类的特殊性,日常采购系统无法与采购实际情况进行适配,"弃之不用"也就属于正常现象了。

故在当下阶段,医疗采购数字化管理系统应当实行定制化。在定制之前,还需将采购管理制度化,并明确相关流程,通过定制对流程进行"翻译",形成符合实际的管理系统。同时应当满足以下要求:

第一,全流程留痕与完善的追溯和档案管理机制。数字化采购风险管理的第一步是将每个采购过程、采购数据记录下来,以便将来实现可统计、可追溯,一切皆数字,一切皆可控。采购需要对每一种原材料进行标识,对每一个合同进行电子化记录。如果一切交易和行为都被记录且无法被随意篡改,就能尽可能减少采购的灰暗空间,促进采购在阳光下运行。同时,企业还应建立完整的档案存储体系和规范,一事一档,动态留存。

例如,深圳早在2008年就率先建立了市区统一的政府采购电子化平台,供应商可以通过该平台实时获取政府采购的各环节信息、在线参与项目投标。该平台是一个综合性的操作管理平台,具备政策法规发布、采购信息发布、在线获取招标文件、在线提问、在线投标、在线开评标、发布采购结果、开具电子发票、订立采购合同等功能。深圳借助该平台推行政府采购信息无死角公示制度,除了在该平台上公开采购项目公告、采购文件、项目预算金额、采购结果、采购合同、业务统计数据、行政审批事项、质疑投诉处理和行政处罚结果等信息外,还通过该平台对投标供应商投标文件中的营业执照、资质证书、项目业绩、纳税证明、社保证明、无行贿犯罪证明、设备发票、职称、各种证件(身份证除外)等内容进行公示。项目开标后半小时,参与投标供应商即可上网查看其他投标供应商的投标文件(信息公开部分),发挥互相监督的作用。评标结束后,平台还会公开评审专家的打分明细和姓名,促使专家认真履行评审职责。在整个供应商管理和评选管理中,该平台即满足了全过程留痕并即时的要求,公开实现了采购管理的风险管理。

第二,满足风险控制要求,自动化实现风险监测与风险识别,制定准确的采购风险指标。采购流程风险可以分为4个风险(见前文所述),多项次级风险即:采购计划与需求情况脱节或实际采购未按采购申请执行;采购未按采购计划执行;采购计划编制依据不准确;采购订单未统一编号并归档;采购订单未经供应商书面认可或回复;采购过程不按原确定配额采购;采购价格确定方法不合理;重要物品未从认定合格的供应商处采购;认定新供应商程序不合规、考察供应商过程不严格、考察结果未经适当审核审批;评标过程记录不完整或仅有相关人员签字;缺乏对重要物资品类价格的跟踪监控,可能造成采购价格不合理;采购价格审批流程设计不合理;定点采购申请及过程不明确;验收标准不明确、验收程序不规范;付款审核人的责任与权力不明晰,付款方式不恰当、付款审核不严格;缺乏有效的采购会计控制系统,未能全面真实记录和反映公司采购各环节的资金流和实物流状况;招投标违法强制性法律规定等。在系统设置过程中,设置人员应当针对不同的次级风险设置风险控制指标,明确每个流程应当具备的文件,通过流程运行自动监测流程疏漏并进行追溯管理。

第二节　采购风险可视化

数字化所追求的目标,不仅是记录与控制,还要让管理者"看见",以便实时监控,发现异常,并及时采取措施,寻求改善。

一、数据可视化界定

复杂的数据模型以图形化方式呈现数据中的信息即为数据可视化。信息技术的快速发展带动了可视化技术的兴起,将人机交互、认知规律与洞察力的分析方法引入数据分析过程将成为发展潮流,尤其是在大数据环境下,数据可视化的内涵与外延均产生了显著的变化,逐渐扩展为展现、分析、报表于一体的综合方式,商业化产品(Microsoft Excel、SAS、Tableau 等)与开源的、可编程的工具(D3. js、R 语言等)成为数据可视化的主要工具。数据可视化技术的本质是结果可视化,借助可视化符号或手段协助审计人员进行信息的沟通与传递,直观展现复杂的流程数据信息,易被相关人员理解,而采购合规管理人员通过数据可视化技术能把握数据信息的内在规律与关联性,进而挖掘风险线索,锁定风险来源。数据可视化技术具备丰富的视觉展现与海量数据特征。

通过打通与品类管理、寻源管理、关系管理、库存管理等不同的平台系统,识别出不同级别的风险信号,即"观察级"、"紧急级"和"危险级"。不同级别的风险事件会触发不同的流程和响应机制。例如,对于危机类的风险事件,需要升级到领导层管理,由高级别的领导者亲自指挥,以便及时化解危机。风险分布图风险经过识别、分析与评估后,为了能够更加直观地了解风险的概况,可以利用数字化工具生成风险分布图。从风险分布图中,我们可以清晰地看到高风险、中风险、低风险的分布情况。点击相应的图标,便可以进入该风险的详细信息界面。通过对风险的整体把握拟定风险整体管控方案,同时对高风险问题进行"集火"解决。此外,还有其他风险分析图表如地区分布图、折线图、柱状图、饼图、气泡图、雷达图、树地图、热力图、散点图、条形图、直方图、标签云等,其中,散点图是借助可视化工具展现 X 轴与 Y 轴坐标数据的变动与关联性;条形图是以行或列的形式展现数据,进而比较项目数据的差别或大小;呈现数据频率的图表为直方图;气泡图与散点图类似,不同之处在于可新增变量予以比较。在风险管理中,图表与交互组件相互结合,用丰富的视觉展现方式引导相关人员"洞察"数据背后隐藏的关键信息。

数据可视化技术分析与传统数据分析相比最大差异点在于审计线索的挖掘方式不同,前者是"发掘型",后者为"验证型",并且,传统数据分析方法的验证型风险线索挖掘手段极易造成不完善和主观性较强的判断风险。数据可视化分析是通过人机交互、可视化建模、图形化呈现,主动定位并挖掘隐藏数据,把握数据背后的内在规律与特征,进而获取直接风险线索和证据。

二、数据可视化流程

数据可视化技术主要的分析环节与流程:首先,数据采集,数字化系统应当在人为自定义的操作下主动留存中重点监控信息,收集并整理必要的数据,包括结构化数据与非结构化数据。其次,镶嵌适合的可视化分析工具,数据可视化工具包括商业化产品与可编程的、开源的,以保障风险识别和评估的准确性,使数据分析结果更具有准确性与真实可靠性,合规管理人员应当根据业务风险类型和公司管理实际定制恰当的可视化工具。再次,数据预处理环节,利用合理有效的数据可视化工具对被审计单位的采购数据、部门年度工作总结等结构化与非结构化数据进行预处理与集成;利用信息化手段,剔除冗余、混杂数据,形成可视化图表展现,合规管理人员从中把握数据分布规律,厘清审计思路。最后,数据建模并分析,借助数据可视化技术的自动化、交互性特点,并按照"整体分析、找寻疑点、分散核查、系统研究"的合规管理思路,对单位或业务线的结构化与非结构化进行自动分析,利用信息化手段提示可疑信息或风险信息,进行辅助决策。

第三节 采购合规风险的控制与决策

一、采购数字化的应用场景

数字化采购将应用数据捕捉和采集技术,基于大数据进行前瞻性的预测分析,实时洞察潜在的供应风险,帮助企业建立先发制人的风险管理模式。下面将列举一些比较前沿的应用场景。

预测供应商风险。应用认知计算和人工智能,基于供应商资质、历史绩效和发展规划等因素构建敏感性分析模型,从而更加准确地预测供应商对企业成本与风险的影响,帮助筛选优质的合作对象,并结合第三方数据源集成整个供应商价值链。应用大数据分析和高级可视化仪表盘,可预测供应短缺,实时监测、识别与升级供应商风险。

成本风险洞察。打造认知支出解决方案,借助强大的计算能力实时分类与管理AP系统的支出数据,同时结合预测分析技术,快速预测支出的类别和结构,从而为企业定位关键支出,帮助企业节省成本、调查降低风险的可行路径。

合同合规。基于最佳实践构建全球合同条款库,在签订合同环节自动识别合规且适用的条款,帮助企业提高合同签订效率,并确保合规性。

采购异常行为追踪。自动追踪各环节采购行为和监控异常情况,并通过借助高级可视化工具提供的监控与分析结果,帮助决策制定者实时洞察采购行为中的风险与合规性。

自动化审计。应用机器人流程自动化技术,自动化审计和跟踪部分管理活动,如留存采购单据、自动组织审计文档等,从而简化基本流程,提升审计效率和准确性,预计可以将审计时间削减50%。

自动监测。应用众包、对等网络、社交媒体监测技术,捕捉并处理多样化数据及公众情绪,监控影响供应商风险的趋势与事件,帮助企业实现广泛而细致的风险监测,降低整体供应链风险。

二、数字化风险预警机制

企业通过信息化手段建立采购流程管理平台,满足记录与追溯要求,通过风险可视化辅助分析合规风险,已经基本满足了数字化采购合规管理系统的前提要求。通过下列风险控制措施可以进一步满足采购合规风险管理。

风险预警处置作为一种超前发现、防患于未然的有效手段,目前已在军事、金融等领域成熟地应用,有效地增强了人们对各类风险的预见性,提高了抵御风险的能力,在采购合规风险管理中,基于采购形式的复杂性和物品的多样性,风险预警机制暂未形成统一的标准,风险预警机制多从企业实际需要出发,进行量身定做。探索采购合规风险预警处置机制,正确分析和判断企业采购工作形势,是加大采购合规管理的重要手段,也是采购工作持续开展的客观要求。通过采购合规预警处置机制,可以及时准确地预测采购风险,及时处理采购风险可能带来的损失,降低企业的采购成本。

采购业务是企业内部最活跃的业务领域之一,物资采购领域历来是腐败的高发区,采购计划的下达、招投标管理、供应商选择、验收付款等都是企业职权行使的关键环节,在这些关键的环节中,职权行使稍有不当极易引发腐败行为,因此,进行采购合规风险预警机制的搭建是管理人员廉洁从业的重要手段,规范权责运行是当下刻不容缓的任务。构建采购合规风险预警机制,有利于全面把握诱发腐败行为的各种因素,多渠道采集预警信息,及时发现、处置物资采购中出现的腐败苗头性和倾向性问题,将腐败消灭在萌芽状态,减少腐败行为的发生,促进企业平衡健康发展。

采购合规风险预警机制,应当是整合信息化管理与线下管理的统一系统,该机制的设计人员应当综合考虑预警指标体系的设计、预警信息的收集分析、预警处置及反馈,该机制的处置与反馈环节应当对接企业合规管理部门,才能及时遏制风险损害结果的发生。

预警指标体系设计包含预警指标的选取、表述,预警阈值的设置等。通过对采购领域的风险梳理、量化、说明采购领域的风险预警信号,为预警信息的收集和预警事件的处置设定范围和标准,使采购领域中的合规风险得到及时有效地监控。

预警信息的收集分析包含两个方面,一是收集,包括如何构建采购信息收集网络,如何界定采购合规信息监测内容,如何拓展信息采集渠道和方式方法等。通过对采购信息的收集,及时准确地采集物资采购业务中违规违纪的苗头性、倾向性信息,为采购合规分析处置奠定基础。二是分析,分析时综合考虑 3 个方面的因素:一是衡量预警信息与预警指标的匹配度及超出预警阈值的程度;二是了解预警信息所涉及人员在过往的采购行为情况;三是查看预警信息所涉及的采购风险级别。

预警处置及反馈,包括根据预警信息的风险程度和发展趋势,制定相应的处置程序;设计风险预警处置层级、各层级适用范围、实施方式等。预警处置是相关人员在对预警信息进行分析的基础上,按规定对信息进行处理的过程,是落实预警处置机制的重要手段,直接影响预警处置机制的作用和成效的发挥。采购领域合规风险管理一般采用三级预警模式,即三级(蓝色)、二级(黄色)、一级(红色)三个预警级别,分别对应不同的处理层次、处理措施和向公司的合规管理层进行反馈的环节。

三、数字化风险评估机制

风险评估是指在风险事件发生之前、发生之后或正在发生时,对该事件给利益相关者的生活、生产、财产等各方面造成的影响和损失的可能性进行量化的评估工作。

风险识别是发现和描述风险的过程,是风险评估的第一步骤,为风险分析提供输入,关系到风险评估的质量,影响风险控制的手段和措施。通过数据库对风险进行识别和初步评价,将企业外部环境及内部各流程进行梳理和排查,识别出与经营管理等密切相关联的风险点,记录辨识出的战略、规划、年度经营与管理计划或其他重大决策所面临的风险。信息系统应支持灵活多样的风险辨识方式,应提供多维度、多视角的统计分析报表功能,对风险事件及风险要素进行分析,通过对信息的综合分析协助发现风险。

风险分析是理解风险特性和确定风险等级的过程,是风险评估过程的重点。风险分析能够帮助企业从不同的维度对风险进行定性和定量的分析,也为企业提供风险分布图、指标趋势变化等量化分析工具和模型,确定各个风险的重要性等级和管理改进的优先等级,明确本单位的重大风险及需要重点改进的风险,明确组织内部的重大风险及改进方案。风险评估是量化评测某一事件发生的可能性以及损失的程度。在风险评估中,首先对行为进行识别,而后对行为涉及的资产的保密性、完整性、可用性赋值,基于这三项属性通过一定的计算方法得出资产价值。其次对各资产可能遭受的威胁进行识别,并为威胁因素出现的频率赋值。最后对威胁可能利用的脆弱性因素进行识别,并为脆弱性因素的严重程度赋值。如此,资产、威胁、脆弱性形成一一对应关系,当威胁因素利用系统内部的脆弱性因素对资产构成合规风险时,即可能引发合规事件。然后风险评估机制根据资产价值、脆弱性因素严重程度、威胁出现的频率分别计算合规事件的可能性以及合规事件造成的损失,最后得出风险值,确定风险等级。

采购合规风险评估是对采购行为所拥有的价值、面临的威胁、存在的弱点,以及三者综合作用所带来的风险的可能性以及损失程度的评估。风险评估是组织确定采购安全,建立采购合规管理体系的一个重要途径。

信息系统中应当针对通常采购情形对应制定不同的采购合规风险评估模型,模型的数值应当尽可能来源于过往的采购实践,以便于评估过程中获得有效的风险等级,便于组织合理处置采购合规风险。

医疗采购信息化是发展的必然趋势,国家卫生健康委、国家中医药管理局联合发布的《关于印发公立医院内部控制管理办法的通知》要求,在"风险评估"中,该通知指出,业务层面的风险评估应当重点关注 12 种情况。其中,信息系统管理情况,包括:是否实现信息化建设归口管理;是否制定信息系统建设总体规划;是否符合信息化建设的相关标准规范;是否将内部控制流程和要求嵌入信息系统;是否实现各主要信息系统之间的互联互通、信息共享和业务协同;是否采取有效措施强化信息系统安全等。

在"内部控制建设"中,该通知对"信息化建设业务内部控制"提出要求:(1)医院应当建立健全信息化建设管理制度,涵盖信息化建设需求分析、系统开发、升级改造、运行维护、信息安全和数据管理等方面内容。(2)信息化建设应当实行归口管理。明确归口管理部门和信息系统建设项目牵头部门,建立相互合作与制约的工作机制。(3)合理设置信息系统建设管理岗位,明确其职责权限。信息系统建设管理不相容岗位包括但不限于:信息系统规划论证与审批、系统设计开发与系统验收、运行维护与系统监控等。(4)医院应当根据事业发展战略和业务活动需要,编制中长期信息化建设规划以及年度工作计划,从全局角度对经济活动及相关业务活动的信息系统建设进行整体规划,提高资金使用效率,防范风险。(5)医院应当建立信息数据质量管理制度。信息归口管理部门应当落实信息化建设的相关标准规范,制定数据共享与交互的规则和标准;各信息系统应当按统一标准建设,能够完整反映业务制度规定的活动控制流程。(6)医院应当将内部控制关键管控点嵌入信息系统,设立不相容岗位账户并体现其职责权限,明确操作权限;相关部门及人员应当严格执行岗位操作规范,遵守相关业务流程及数据标准;应当建立药品、可收费医用耗材的信息流、物流、单据流对应关系;设计校对程序,定期或不定期进行校对。(7)加强内部控制信息系统的安全管理,建立用户管理制度、系统数据定期备份制度、信息系统安全保密和泄密责任追究制度等措施,确保重要信息系统安全、可靠,增强信息安全保障能力。

应当认识到,就目前的采购合规管理信息化系统而言,医疗采购合规信息化管理系统目前尚处在起步阶段,不同于金融/证券/保险行业信息的日积月累,拥有较为明晰的预警指标,评估模型,该信息化需要更多的医疗机构参与进来,扩充积累数据基础,从而逐步实现流程线上化到管理智能化的发展和跨越。

第
十
七
章

医院采购可持续性管理

采购合规发展目的之一就是通过合规使得医院采购呈现规范性、平稳性和可持续性发展的特点，是采购长效稳定的机制之一。但就采购可持续性管理来讲，长效是其中之一，我们需要从更宏观的角度去看可持续管理性。

根据1987年布伦特兰委员会报告，可持续发展是指满足当前需要而又不削弱子孙后代满足其需要之能力的发展。基于此，世界银行明确了可持续采购的基本内涵，认为可持续采购是一个在整个采购过程中纳入可持续考虑的过程，以便在实现发展目标方面实现最佳的物有所值。英国"可持续采购小组"（SPTF）在其极富影响力的报告《未来采购》中指出：可持续采购是组织以下列方式满足其对货物、服务、工程和公共事业需求的过程，即获得全生命周期的资金价值不仅对本组织，而且对社会和整个经济都有利，同时对环境损害最小。

第一节　采购合规的动态持续管理

当下采购态势中可持续管理还处于初始阶段,仅有少数公司会将可持续发展因素加入它们的采购决策中。其实,无论你关注与否,可持续发展要求都在那里,可持续风险一直存在。需要关注的是,可持续管理不仅能帮助企业减少损失,还能使企业形成竞争优势。

根据《可持续采购指南》(ISO 20400)可持续采购的管理来源于采购可持续性——也被称为可持续采购——应该成为任何组织的目标,因为它能最大化地提升采购对社会、环境和经济的正面影响。这意味着要对所有的购买行为作出明智的选择,包括办公用品、能源供应商、餐饮服务提供者以及建筑材料。同时《可持续采购指南》(ISO 20400)是对《社会责任指南》(ISO 26000)的补充,它通过最大限度地降低对环境的负面影响,实现经济和社会贡献,帮助组织实现在可持续发展方面的努力。

基于医疗采购主体的特殊性,医院被赋予了较强的社会责任,固然就目前而言,大多数的公众认为其社会责任更多地应在于"治病救人",但就其本身而言,社会责任是一个较大的概念,存在经济、环境、社会三个方面的内容,从社会责任角度谈采购,要求医院在采购过程中考虑如何通过采购促进经济复兴和可持续发展,平衡医院内外环境资源分配,从而保证健康与安全,使得人人享有健康的生活和福祉。故在采购合规管理中应当注意可持续性要求。

可持续采购原则如下:

(1)可问责。组织应对其对社会、经济和环境造成的影响负责。就采购而言,问责制具体指的是在商品和服务的生命周期内对社会、经济和环境造成的影响负责以及对组织的供应链造成的影响负责。

(2)透明化。组织应使其对社会、经济和环境造成的影响的决策与活动透明化。就采购而言,透明化具体指的是组织应使其采购决策与采购活动透明化,同时需要鼓励供应商满足透明化的相关要求。透明化是各利益相关方进行对话与协作的根基。

（3）合乎道德的行为。组织的行为应当符合道德规范要求，并在整个供应链中提升道德行为。

（4）充分和公平的机会。组织应在所有的采购决策活动中防止出现偏见，包括本地供应商、中小型组织（SMOs）在内的所有供应商应在充分和公平的机会基础之上相互竞争。

（5）尊重利益相关方的利益。组织应当尊重、考虑受采购活动影响的利益相关方的利益，并对其利益作出响应。

（6）尊重法治和国际行为规范。组织应努力关注整个供应链中任何与法治和国际行为规范相悖的行为。组织应积极鼓励其供应商遵守这些法规，并根据形势的发展需要对遵法情况进行评估，并解决其中发现的问题。

（7）尊重人权。组织应尊重和保障人权。

（8）创新方案。组织应寻求实现其可持续性目标的方案，并鼓励创新采购实践，从而在整个供应链范围内实现更多的可持续性成果。

（9）关注需求。组织应进行需求评估，按需购买并寻求更多的可持续性替代方案。

（10）整合。组织应确保将可持续性纳入其现有的全部采购实践之中，使可持续成果最大化。

（11）全成本分析。组织应考虑生命周期内产生的成本、货币性价比以及采购活动对社会、环境和经济造成的利弊。

（12）持续改进。组织应对其可持续性实践及成果进行持续改进，并鼓励其供应链范围内的各个组织进行持续改进。

可持续采购要求实施全生命周期内，对经济、环境以及社会产生最有利影响的同时又能最大限度地减少不利影响的采购活动。全生命周期要求医院实施持续性动态管理，及时评估采购活动对经济、环境以及社会的影响，并予以调整。

可持续采购合规流程，一是建立既有流程，将可持续发展要求纳入现有流程之中，避免建立并行过程；二是将关键要素整合可持续采购的要求，需要评估可持续性风险、分析成本、分析组织需求、分析市场并最终完成采买战略；三是可持续性要求书面化或文件化，一旦确定可持续采购战略，应当将其形成规范文件，明确需求和方案；四是供应商选择，将可持续采购要求纳入供应商资质审核，落实供应商合同之中；五是持续性总结，应在合同的有效期内以及合同完成时，进行定期总结。这有利于确保在合同执行中经验教训的共享和持续改进，以实现更好的可持续性绩效。

第二节　供应链安全管理

采购的长效机制和可持续发展的根本是供应链安全。传统意义上的采购管理工作是企业在运行过程中一项非常重要的工作环节,亦是能够对企业经济效益造成直接影响的重要因素。企业的采购工作主要是根据企业自身发展的实际需求,与供应商建立买卖关系,以符合市场行情的价格获得企业需要的产品与服务。企业在进行采购管理过程中,需要选择可靠、优质的供应商,方能够获得最优质的产品和服务。

随着供应链管理模式的不断发展与成熟,当前企业开展采购工作的运行模式亦发生了一定的转变。企业在以往的采购工作中,通常是根据企业创设的采购计划,相关部门根据相关采购方案完成采购任务。而在供应链管理模式下,企业内部的采购部门以及具体的执行人员都需要参与到采购工作的所有工作流程中,对于采购任务的每一个细节,包括采购数量、型号以及供应商筛选工作,都需要所有相关的部门以及工作人员的参与。在此背景下,企业开展采购工作不同于以往的工作模式,采购工作已经由一项专职性的工作模式逐渐变为一项多方参与的联合性工作。这不仅有效提升了采购工作的科学合理性,也有效降低了企业在运行过程中的生产成本,进而有效提升企业在市场中的竞争优势。故在采购中应当进行供应链的安全管理。

供应链的安全涉及方方面面的工作,究其本质,供应链是对"三个流"的管理,即实物流、信息流、资金流,要确保供应链的安全,就必须确保这三个流的安全。这意味着有关"三个流"的任何风吹草动,都有可能给供应链带来威胁。

在实物流方面,最初的定义是指物料在物理上的移动,广义上的物流元素包括仓储、运输、关务和相应的信息系统,体现的是物料的运动的处理。实物流的重要性不言而喻,一方面,从可持续管理角度来说,人类的需求是无限的,而地球的资源是有限的,未来采购对资源的抢夺会愈演愈烈,加上贸易保护主义、地缘政治、法律法规等各方面的因素,你可能无法获得你想要购买的原材料。另一方面,从物资移动的角度来说,运输力量、方式、极端天气、自然灾害影响着供应链的正常运营,企业的生产、配送等活动可能因为地震、火灾、风暴等自然灾害的影响而中断,也可能因为运输力量匹配不当而暂时中止。

在信息流方面,基于目前的数字化采购背景,供应链数字化转型也在配套进行,信息传递提高整个采购的效率也使得供应链逐步透明化。然而,在一个数字化的新时代,企业会面临更加严重的威胁。供应链 IT 系统可能因为外部攻击而瞬间瘫痪,工作无法运转;或者在生产过程中,产品信息被篡改,最后给客户带来严重的损失。随着数字化、人工智能等技术的发展,网络威胁的影响在不断升级。除此之外,数据与隐私保护成为另外一个重要的话题。在欧盟,"史上最严"的数据保护条例已经生效。随着与战略伙伴之间信息的高度互通,信息流不但要求畅通还要安全。

在资金流方面,采购对企业资金流的贡献毋庸置疑,因此成本是采购永恒的话题。然而,不仅是企业自身的资金流安全,来自第三方的资金流断裂也会影响供应链的正常运转。"钱货两清"不只是传统采购目标,在供应链管理中亦是追求的目标。近年来,经常听到这样的新闻,某公司由于现金流断裂而倒闭。夸张点说,供应链上某个重要成员倒闭对整个供应链来说就是一场灾难。作为采购人,要时刻关注核心合作伙伴的财务风险,关心供应商的动向。有钱无货或者有货无钱都会对供应和采购双方造成不可逆的损害。

供应链安全管理中,我们对"三流"进行具体的分析。

1. 实物流安全:保证从起点到终点的安全

供应链要以合适的数量、合适的成本、合适的时间将合适的产品交付给合适的客户。要想确保这 5 个"合适",实现精准交付,就必须确保产品的物流安全。从原材料的起点开始,到中间仓储,再到末端的交付,任何一个环节出现问题,都有可能产生"蝴蝶效应"给整条供应链带来不小的波动。

增强物流的抗风险能力,通常有两种方法。一种是加强保护。例如,增加安保措施,增加监控保证仓储的安全。另一种是增强自己的韧性、弹性以及抵抗脆弱的能力。例如,保持适当的冗余、发展替代能力等。有了这种能力,在受到风险事件的冲击后,才有能力不受到影响,甚至可以从中受益。

(1)冗余策略

冗余似乎是一种浪费,如果不发生意外,好像并没有什么用处。但是,意外有可能会发生。正如人体里面有两个肾脏,并不能说另外一个器官是多余的。面对供应链的中断、危机,冗余策略虽然是最昂贵的,但往往也是最有效的一种策略。

冗余策略通常包括多余的库存、备份的产能、备选的供应商。这类策略可以防止许多不同类型的干扰,包括合并、收购、破产、领导层换届、自然灾害等,能对风险进行有效缓解。

建立备用库存,库存策略可以灵活调整,以备不时之需。供应商因各种原因发生中止供货的事件后,备用库存可以保证中短期的持续供应。在医疗采购中,基于医院本身的特殊性,备用库存是必不可少的应对策略,但是我们应该注意到,医疗采购中时常出现采购与备用库存相冲突的情况,备用库存资源的使用、更新与采购的量和节点往往冲突,故在采购时要时刻注意备用库存的药品与设备储备,采购保证一要补缺口;二要增加库存提高风险应对能力。

(2)备选供应商

建立备选供应商资源池,以便在供应中断发生后可以激活这些备选源。医疗采购中,实物流的稳定性关系着医院的整体运营和医疗进度。基于储存成本的考量,无法将医用药品、耗材等进行大量的库存备存,在此基础上寻找到稳定、及时的供应商尤为重要。参考1997年的国际采购案例,备选供应商能够大幅提高外部环境带来的采购风险,保障供应链安全。1997年,当印度尼西亚卢比贬值超过50%时,许多印度尼西亚供应商都无力支付进口的部件或原料的费用,从而不能为其美国顾客供货。然而,我国香港特别行政区最大的耐用品(如纺织品、玩具)贸易公司拥有4000多个供应商网络,迅速把一些生产从印度尼西亚转移到亚洲其他国家的供应商那里,同时为印度尼西亚那些受到影响的供应商提供了信用贷款等财务支持,以确保其美国客户能够收到他们计划的订货,使企业能够有效地管理外汇汇率波动的运作风险。

2.信息流安全:实现可信赖的供应链

供应链的"三流":实物流、信息流、资金流。在这三个流中,哪个最重要呢?你是否发现,只要把信息流问题解决了,供应链管理的一半问题就解决了。想想我们工作中遇到的问题,很多表面上看似实物流或资金流的问题,实际上却是信息流的问题。很多所谓的质量问题,其实都是信息流问题。例如,送错了货、数量不对、单据与合同不符,这个缺几个,那个多几个,各种设计变更或工程变更(DCN 或 ECN),信息反映得不准确、不及时、不相符、不真实,或者由于多头传递不一致,或由于层层传递失真,或由于当事人马虎,或由于本位主义导致的信息孤岛、故意拖延/误报瞒报信息等,甚至夸大信息导致"牛鞭效应"等。

很多所谓的付款问题也是如此,也是信息流问题。送料单、发票与订单不符,时间不对,单据丢失,死板的财务付款时间等。

所以,可以得出这样的结论:供应链管理,更多的是信息流管理,也是成本最低、见效最快的管理手段。这个问题解决了,供应链管理的一半问题就解决了。以前重视实物流,未来企业会更加重视信息流。那么,企业应该如何有效控制供应链信息流的风险呢?应当将数据视为资产,用数据替代库存。

(1)用数据管理机制解决信息质量风险

很多企业在数字化转型的过程中,遇到的一个很大障碍就是数据问题。数据不准确,即使拥有强大的自动化或智能分析功能,运算出的结果也是不可信的。计算机界把这种现象称为"垃圾进,垃圾出"(Garbage in, Garbage out),意思是用胡乱选择的垃圾数据作为样本,产生的研究结果自然也没有任何意义。

数据不准:从需求到交付,整条供应链都存在数据不准的问题。例如,研发环节的物料清单(BOM)数据不准,零部件数量、图纸、版本等信息错误;还有采购环节的单位、规格参数、最小起订量、最小包装量、采购提前期、交期、供应商信息不准等。这些输入信息不准,计划也就会不准确。

数据价值低:关键的数据没有被记录,或者难以被加工利用。例如,物料的规格说明书,如果仅仅上传一份 Word 文档,关键的参数信息没有标识出来,后面的检索工作就会变得非常困难。

数据标准不统一:采购的数据命名不统一、定义不统一、结构不统一、标准不统一,在信息打通时便无法做到精准对接。例如,同一个物品,在一个系统叫 A,在另一个系统叫 B,如果不统一语言,系统集成后会存在信息重复、冗余的问题。标准化问题还包括数据录入、变更流程的标准化,只有流程标准化,才有可能实现系统的精准对接。

企业应该建立数据管理的政策、流程与标准,并对数据的质量进行监控,提高数据资产的价值。一些注重数据质量的企业往往设有专门的团队,负责数据架构的设计、数据标准的制定以及主数据的管理,并且将数据质量也纳入了员工的绩效考核。例如,在一家大型的跨国公司,为了保障采购人员对主数据维护的准确性,制定了《采购数据质量扣分机制》,对采购金额、采购周期、原材料单位等信息的准确性进行监控,一旦维护上出现问题,会计入考核扣分项。

(2)用信息化系统解决信息传递风险

数字化采购是未来采购发展的必然趋势,随着公司规模的增长、经营范围的扩大,供应的网络也会变得越来越复杂。工厂越来越多,供应商管理的难度也在增加。很多工作靠手工根本无法完成,也极容易出错,需要有信息化系统来保障,信息技术可以降低传递失真和传递成本。举例如下。

企业资源计划系统(ERP)现在已经发展为一个重要的现代化企业管理理论,其管理的关键是"现实工作信息化",即将现实中的工作内容与工作方式,用信息化的手段实现。它通过对实物流、信息流、资金流的统一管理实现对整个供应链的有效管理。电子招标系统在提高招标过程透明度的同时,也提高了招标的效率。供应商的选择、招投标文件的管理、竞标过程等,均通过电子化手段进行,保证了招标人与投标人之间沟通的效率和准确性,同时也缩短了招标周期。采用基于互联网的电子数据交换技术实现与供应商的交互,包括订单录入、处理、跟踪、结算等业务处理的无纸化,应用仓库管理系统(WMS)和运输管理系统(TMS)来提高运输与仓储效率,可以有效解决仓储与新采购的平衡,并实现仓储的动态平衡。

(3)共享信息解决库存风险

在传统的采购模式下,信息共享存在很大的障碍,有的是不知道共享什么,有的是不愿意共享,有的是没有技术能力共享。供需信息的脱节,造成了"牛鞭效应"。可以利用 JIT、CPFR、VMI、SMI 等供应链管理技术,实现供应链伙伴之间的协同,利用信息代替库存,可以降低供应链的物流总成本,从而提高供应链的竞争力。例如,网络品牌商向供应链开放销售和库存数据,远在东莞的代工厂可以根据市场需求建立动态的排产、生产模型,实现分批次快速生产,在把握销售机会的同时最大限度地减少库存。再如,某汽车零部件供应商,随时可以知道采购方的工厂里每天要生产什么东西,要用到它的什么产品,当前库存有多少,还差多少,然后进行自动补货。

3. 资金流安全:保证企业血液的正常循环

资金流是企业的血液流,对于每一个采购人来说,其实都可以像领导一样思考,我能为企业血液的健康运转做何贡献?降低采购的成本、争取更长的付款期、减少库存无疑能给企业的现金流带来最直接的好处,这些也是采购常用的绩效指标。不过,采购容易忽视的一个问题就是供应商的资金流安全。采购除了需要支撑内部的财务指标外,还需要关注供应商的财务风险。

我们可能投入几百万美元研发一个新产品,可是新产品上市以后,供应商突然破产了,短时间内根本找不到替代的物料,公司前期的投入全部打了水漂,同时还面临着客户的巨额索赔。还有,我们原本购买了供应商产品的保修服务,供应商突然倒闭,无法提供后续的维保,但是我们卖给最终客户产品的保修还要继续,企业不得不为此额外付费。

实际上,在企业宣布破产之前,通常是有一些征兆的。例如,供应商的交货开始出现大范围的延迟、现金流连续出现负数等情况。对于采购来讲,需要经常留意供应商的财务健康状况,千万不能等其破产后才后知后觉。甚至有些时候,在供应商遇到资金困难时,还需要出手相助。

评估财务风险,首先可以看财务的三张表,即资产负债表、利润表、现金流量表,从这三张表中可以看出供应商能力。

(1)偿债能力。偿债能力是指企业偿还到期债务(包含本金及利息)的能力。能否及时偿还到期债务,是反映企业财务状况好坏的重要标志。通过对偿债能力的分析,可以考察企业持续经营的能力和风险,有助于对企业的未来收益进行预测。企业偿债能力包括短期偿债能力和长期偿债能力两个方面。这里最重要的是短期偿债能力,因为若短期偿债能力有问题,马上就会遇到危机。

通过评估供应商债务的偿还能力,可以看到它对其供应商的付款能力、短期借债能力等,这需要两个指标:流动比率和速动比率。流动比率 = 流动资产合计/流动负债(一般来说,这个指标在 2 左右比较好);速动比率 = 速动资产合计/流动负债(一般来说,应该大于 1)。

(2)盈利能力。盈利能力是指企业获取利润的能力,也称为企业的资金或资本增值能力,通常表现为一定时期内企业受益数额的多少及其水平的高低。盈利能力的指标主要包括投资回报率、资产回报率、利润率。医疗采购的头部供应商多为跨国企业或上市企业,我们可以参考日常上市企业盈利评估模式,实务中,上市公司经常采用每股收益、每股股利、市盈率、每股净资产等指标评估其获利能力。投资回报率 = 利润/权益;资产回报率 = 利润/资产;利润率 = 利润/收入。这三个指标当然都是越高越好,越高证明这家公司的盈利能力越强。

(3)运营能力。运营能力是指运作一个公司的能力,就是在一定的外部市场环境下,内部干得怎么样? 它常常成为考核工厂经理的重要指标。一般使用下面 4 个指标:应付账款周转率 = 销售成本/应付账款;应收账款周转率 = 销售收入/应收账款;库存周转率 = 销售成本/平均库存;现金周转率 = 销售收入/现金。评估这些能力的数据都可以从供应商提供的财务报表中提取,用这些数据进行计算即可得出相应的指标,从而评估供应商的财务能力。

在进行财务风险评估时,需要连续评估几年的数据,这样可以对数据的真实性进行相互印证,并通过数据的变化趋势捕捉一些危险信号。例如,现金流量在连续的统计期间为负值、收入连续下滑等。除了看财务报表外,还要时刻关注供应商的动态,如债务的纠纷、资金的冻结等,这些都意味着供应商资金流有可能出现了严重的问题。

　　故基于资金流安全保障,在筛选供应商时,我们可以要求供应商提供相关财务资料,并进行初步的财务状况分析,用来确定供应商财务的安全性和企业的生存潜力,从而保证资金流的安全。

第三节　采购合规的持续优化模式

正如前文在合规管理体系运行中提到的模式选择,PDCA 是采购合规的持续优化模式之一。PDCA 循环是"过程方法"的具体应用,即将过程展开为策划(P)、实施(D)、检查(C)、改进(A)的循环过程。它具有两个特点:其一,持续改进,即体系每经过一个 PDCA 循环,水平就上升一个新台阶;其二,体系与过程改进互相促进。运用 PDCA 循环,基于医院采购的方针、目标,通过对体系绩效的监测、体系审核和管理评审,获得体系运行的各种有价值的信息,运用统计数据分析方法,发现合规管理体系运行过程中存在的问题,并针对问题采取纠正、预防措施从而达到持续改进的目的。

从人员的管理来说,合规的持续绩效改进是促进采购合规管理的重要手段之一。持续改进的关键是提高组织绩效并优化组织绩效的管理模式。对内来讲主要是采购人员的绩效改进,对外来讲主要是供应商绩效的改进,攘外安内,内外协同实现采购合规管理的持续性优化。

员工应当在流程层面发现问题并实施改进活动,管理者则应当在组织层面鼓励员工发现需要改进的问题,并搭建汇报通道从而方便管理者研判改进。持续改进任务由员工参与活动、工作团队活动以及管理者从事的人力资源管理活动组成。不同的活动组合针对不同的目标,但又归属于一个共同的目的——组织的绩效与成长。依据过往组织体系特性,从改进活动实施主体的角度,改进活动主要包括管理者改进活动、改进团队活动和员工参与活动三大类,通过三者的相互支持与促进,令持续改进绩效得以提升。

根据持续改进的具体要求,提高持续改进绩效,应主要推进以下三类活动:从员工角度,在活动内容方面,每个员工都从经验中得到改进;员工了解公司或所在部门的战略或目标;员工寻找学习、个人发展的机会;员工在改进活动中以内部和外部客户为导向;员工从发现到解决问题的过程是闭环形式;员工了解企业的业务流程,对企业有主人翁感。从团队角度,过往医疗采购管理中,没有常驻专家关注改进活动,团队普通员工组成小组,尝试在改进小组中进行改进活动。在这种情况下,融合任务即改进任务嵌入了员工每天的活动之中的整体性活动,就成为资源有限企业的重要改进活动。因此,改进是员工或团队进行的整体性工作,而不是分散性的活动;改进中应注重连续监控和测量改进活动及其效果;保证员工通过团队资源分配在各层部门中有效工作;各层员工通过团队总结培训在工作和改进活动中分享取得的经验和知识。管理者应积极采取各项活动支持持续改进,包括:管理者采纳所有学习的经验;各层管理者应具备领导能力,积极促进持续改进;管理者支持改进活动,为活动分配充足的时间、资金和其他资源。对于企业而言,应以此三类活动为组织改进活动的关键,全面推进。同时,在采购合规官管理中,基于采购管理体系的建立,采购合规管理部门应充分发挥协调监督作用,自下而上或自上而下地关注采购活动,组织采购合规学习和培训。

　　持续改进的益处在于全员参与,使管理人员、团队与员工更好地融合,同时员工在鼓励之下可以更快、更好地进行创新,提出改进意见,改变现有的工作状态。持续改进的实施是由包括管理者、改进团队以及员工在内的全体人员的活动启动的,这些组织行动又为企业带来了持续改进绩效的提升。企业持续改进就是组织在持续改进过程中管理者改进活动、改进团队活动和员工参与活动之间,以及层面内部各要素之间的互相协同、互相支持、互相配合的关系,以及通过这种良好的运作模式可以促成组织持续改进,进而提高组织绩效。

　　供应商优化,对于外部人员的管理不仅要从供应商本身出发,更要关注需求的发生。与需求部门协作,按照精细化库存管理要求处理采购需求,并加强采购论证,从需求的紧迫性,库存管理的平衡性和外部环境多变性等角度多方面,提高论证的科学性和采购行为的有效性,并确定供应商范围。在选择合作伙伴时,就要考虑到可持续的因素,通过制定相关的门槛要求,对供应商开展背景调查或者进行验厂。没有通过可持续发展认证的供应商,不能成为合格供应商。通过开展产品质量的寻源,不引入次级供应商。加强对供应商的绩效管理,供应商的绩效指标不仅是 Q(质量)、C(成本)、D(交付),还应将可持续也纳入供应商绩效的组成部分,及时开展可持续管理测评,并且测定的结果要在商务结果中进行应用。例如,根据绩效表现决定未来生意的分配,在其他方面绩效表现同等的条件下,优先给予可持续发展管理好的供应商合作机会,而对于触犯底线的供应商,应及时终止合作关系。定期对供应商进行风险识别与审核;对重点供应商定期开展风险评估,对高风险的供应商进行专项审核,针对审核发现的问题进行改进,实现闭环,这也是一些领先企业的常见做法。它们每年会制订重点合作伙伴的审核计划,通过审核发现问题并实施持续改进,确保供应商的稳定性,帮助供应商建立起可持续发展的能力。供应商是企业资源的延伸,优秀的采购组织会承担起帮扶供应商、培养供应商的职能,在可持续方面也不例外。企业与供应商分享自己的最佳实践,引导供应商将可持续发展也纳入他们的业务战略,增强内外协调,也有利于对关键的二级、三级供应商进行辅助管理,实现全链条的绩效提高。

持续改进无疑是一种精密、平稳、低成本的组织变革。组织变革的类型分为战略变革、生产与技术变革、产品与服务变革、组织结构变革和组织文化变革。因此,持续改进作为一种组织变革的战略,其改进的具体目标即生产与技术的改进、产品与服务的改进,以及通过组织结构的改善进而达到组织效率改进,在三者绩效共同提升的情况下推进组织文化的变革。因此,评价持续改进活动的优劣,可以直观地通过生产与技术、产品与服务、组织效率的绩效水平提升情况得以反映。

一套有效的合规管理制度体系,在于设计层面与执行层面同时有效。而设计层面的有效性在于制度的健全性;执行层面的有效性在于制度与作业现实状况相符性和制度的遵循性。我国医疗采购管理存在诸多问题,归根结底是人—制度—执行三个方面不能协调一致的问题。内部的合规管理体系包含组织、人员,内化了设计者的经营、管理理念和价值取向,表达了制定者的主观意愿。而合规管理制度的执行是将主观意愿转化为价值实现行为的过程。制度执行的有效性取决于制定者的主观意愿是否代表全体成员共有的意愿,该意愿能否转化为鼓舞企业组织所有成员为之努力的共同愿景。为此,内部财务控制制度与内部财务控制制度执行机制必须协调一致,才能达到控制目的。通过绩效管理约束内部采购管理人员和外部供应商,通过 PDCA 循环模式的运行机制实现采购合规管理的可持续优化目标。